1週間2000円 欲望解放

やせたい！でも食べたい！

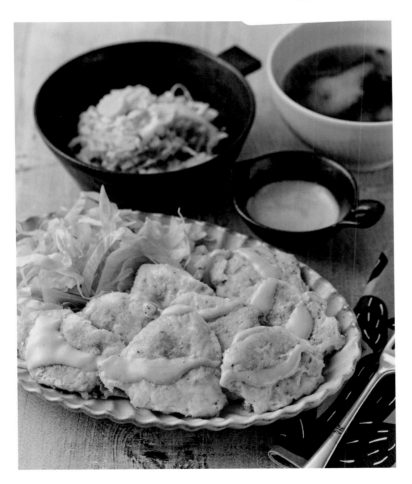

やせレシピ

藤本なおよ

KADOKAWA

CONTENTS

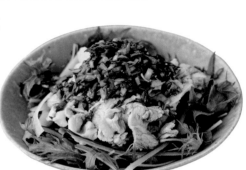

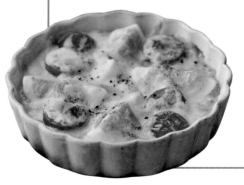

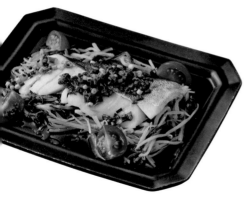

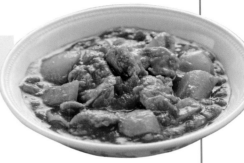

50 **PART 3**

ダイエット特化 超やせWEEK

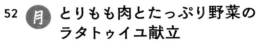

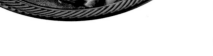

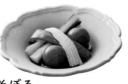

CONTENTS

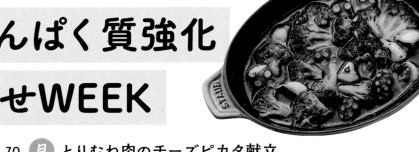

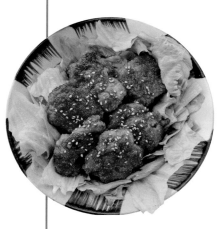
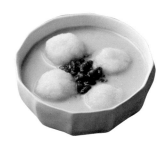
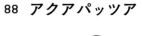
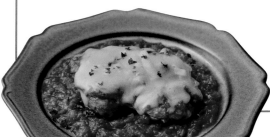

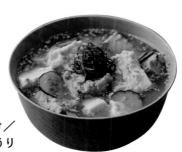

この本の使い方

計量
・大さじ1は15mℓです。・小さじ1は5mℓです。

材料
・砂糖の代わりとしてすべてラカントSを使用しています。
・めんつゆは3倍濃縮のものを使っています。
・おろししょうが、おろしにんにくはチューブタイプのものを使用しています。
・バターは有塩を使用しています。
・基本的に水洗いするものや皮をむいて調理する野菜は、レシピ中では工程を省いています。

糖質量の計算
・糖質量は、食品別糖質量ハンドブック（監修：江部康二氏）を参考に算出しています。ただし、材料で「少々」、「適宜」、作り方で「お好み」と表記されている食材は、計算に含まれていません。ラカントSに含まれる糖質は代謝されず、血糖値に影響しないので、0で算出しています。
・献立の糖質量は主菜、副菜、汁物のすべてを合わせたものです。

加熱時間
・家庭用コンロ、IHヒーターなどの種類によって火力、出力が異なる場合があります。
・加熱時間はあくまで目安ですので、火加減を確認しながら調節してください。

調理器具
・電子レンジの加熱時間は500Wの場合の目安です。600Wの場合は0.8倍に換算してください。オーブントースターは1000Wです。
・機種により加熱時間は異なることがありますので、調節してください。

価格
・本誌に掲載されている食材価格は、著者が購入したときの金額です。お店や季節によって差がありますので、参考価格としてお考えください。金額はすべて税別です。

保存期間
・記載している保存期間は目安です。保存容器は清潔なものを使用してください。

マークの説明

火を使わないでできるレシピ

切ったり、あえたりするだけのものや、直火を使わず電子レンジやオーブントースターなどで加熱するもの。

所要時間

料理が仕上がるまでにかかるおよその目安時間。食材を洗う、野菜の皮をむく時間は含まれません。

STAFF
デザイン：mocha design
カメラマン：赤石 仁
スタイリスト：サイトウレナ
調理協力：藤本幸枝 、三好弥生
編集協力：細川潤子
栄養監修：森下節子
DTP：アーティザンカンパニー
校正：鴎来堂
編集：宮原大樹

はじめに

糖質オフダイエットといえば、肉をメインに食べなければいけない、食費が高くなるというイメージを持っている方もいらっしゃるかもしれません。
他にも、「難しそう、手間がかかりそう、おいしくなさそう」という考えの方も多いのではないでしょうか。

いま現代人のほとんどは1日で200〜300gの糖質量を摂取しているといわれています。
おにぎり2個と野菜ジュースだけでも糖質量は100gほどになります。

本書では、「**糖質オフ**」×「**節約**」をコンセプトに、
「**1週間2000円**」でおいしく安く食べられる糖質オフ献立を
作らせていただきました。

晩ご飯の糖質を制限し、1日の糖質量を約120g前後に抑えて
やせるかつ節約になる、あなたにとって運命の1冊になりますと幸いです。

本書の本文に入る前に自己紹介させていただきます。藤本なおよと申します。
これまでローカーボ料理研究家として、セミナー講師の活動やYouTubeにおける糖質オフの情報やレシピ配信を行ってきました。
YouTubeのチャンネル登録者数は16万人を超え、レシピの反響も大きくなってきて
「1週間でやせてきました」
「簡単で節約になりました！」
「料理や食事が楽しくなりました」
などのありがたいお声をいただくようになりました。

私自身、ローカーボ（糖質オフ）の食事をして約8年になりますが、小さい頃からの虚弱体質やアトピー、花粉症、慢性疲労、うつなどの改善をすることができました。
また、私の兄も糖質オフを実践して**8か月で約18kgの減量**に成功、
編集担当の宮原さんは本書のレシピを実践して、

2週間で4kgの減量に成功しました。
晩ご飯をローカーボに置き換えるだけでも体は変わってくるので、
お財布にも体にも優しいレシピをぜひ試していただければと思います！

おいしく節約して楽しくやせる後押しになれば幸いです。

藤本なおよ

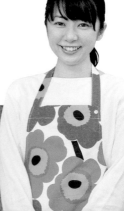

晩ご飯で頑張らないダイエット

\ この本のすごいところ /

すごい

ガッツリメニューなのにローカーボ

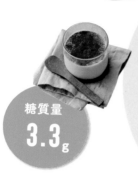

糖質量 **3.3**g

糖質量 **6.1**g

満足感のあるレシピばかり。
でも実は全部のレシピが糖質オフ。
すべて糖質量つきでわかりやすい！

迷わない

1週間分の献立セット

月火水木金土日

必要最小限の食材で、
食べたくなるメニューになるよう
1週間分の献立を考えました！
これを真似するだけ

安い

1週間2000円以内

1週間分の晩ご飯の
食材費はなんと
2000円以内とリーズナブル

飽きない

テーマが違う献立×4

やせる＋疲労回復
やせる＋体質改善
やせる＋たんぱく質強化
ダイエット超特化

簡単

おいしくすぐできるレシピ

初心者でもわかりやすい
レシピに加えて、
特にすぐ作れるもの
はアイコンでわかる

ローカーボのヒミツは次ページに⇒

ローカーボとは

糖質（炭水化物）をコントロールし、肉、魚、卵などの動物性たんぱく質や良質な脂質を増やす食事

そもそも糖質とは、脂質、たんぱく質とともに体に必要な三大栄養素のひとつ。糖質は体内で分解されてブドウ糖となり、主要なエネルギー源になります。おもにお米などの穀類、いも類、砂糖や果物などの甘みの強いものに含まれています。ローカーボは「低炭水化物」という意味ですが、「糖質制限」「糖質オフ」「低糖質」とも呼ばれています。ローカーボは今や健康的なダイエット方法として浸透し、糖質ゼロや糖質オフの商品も多く見られるようになりました。

そんなローカーボレシピを1冊に詰め込みました！

たとえば……

糖質量
14.1g

糖質量
4.1g

糖質量
10.7g

よくある食事

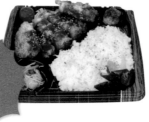

糖質量
100g
超え！

とんかつ弁当やカレーライスなどのよくある食事は糖質量100gを超えていることが多いです。ダイエットのためには、1日にとる糖質量は120ｇに抑えたいところです。つまり、1食40ｇ前後にすると、ゆるいダイエットを無理なく続けることができます。そのためにも、糖質の少ないものを食べていくことが大事です。

＼ ローカーボのルール ／

たんぱく質と脂質は しっかりとる

エネルギーを消費し、基礎代謝を上げて やせやすい体を作るために必要なたんぱ く質、脂肪に蓄積さ れず代謝アップを助 ける良質な脂質は大 事な栄養素です。

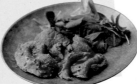

糖質の多い主食は 控えめに

ご飯、パン、麺などの炭水化物のとりすぎ は控えるか、低糖質な食品に置き換えます。 特に精製された炭水化物（白米、白パンな ど）を多くとる、ご飯やパンなど単体だけ で食事をすることはやめましょう。

ご飯茶碗1杯
（150g）

カリフラワーライス
（150g）

糖質
53g
⇒
糖質
2.1g

腸内環境を 整える

腸を汚す食べ物とされるの が、白砂糖やトランス脂肪 酸を多く含むマーガリン、 サラダ油など。これらを避 け、食物繊維豊富な海藻類 や発酵食品などを多くとり ましょう。

カロリーは 気にしない

カロリーを制限するより、 太りやすい食事のもとであ る糖質を制限することで中 性脂肪は蓄積しにくくなり ます。カロリーより糖質量 や栄養素を気にすることが たいせつです。

よく噛む

噛むことで満腹中枢が刺激 され、食べすぎ防止に。唾 液が出るようゆっくりよく 噛んで食べれば自律神経の バランスが整い、脳が活性 化するなど多くのメリット があります。

なぜやせるの？

糖質を摂取しないと、血液中にブドウ糖がない（エネルギー源がない）状 態になり、そうすると肝臓に取り込まれていた糖質が消費されます。それ がなくなると中性脂肪が分解されてエネルギーとして利用され、体重が 減っていきます。
つまり、脂肪として体内にため込まれるのはとりすぎた糖質。ローカーボ （糖質オフ）ダイエットはエネルギー源の糖質をカットするという考えの もとに成り立っています。
そのほかにもローカーボの食事法は肌や体の老化防止にも効果がある、血 糖値の急激な変動を抑えるので食後の眠気を減らし集中力を高める、など 多くのメリットがあります。

ローカーボクッキングで使う食材

ローカーボを実践するために、食材について知りましょう。
おすすめ食材を使って健康的なダイエットを。

おすすめの食材

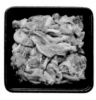

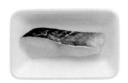

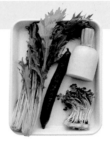

肉類
牛肉、豚肉、とり肉など
種類はなんでも OK。

魚介類
白身魚、青魚、鮭、えび、
いか、貝など。

野菜、きのこ、海藻類
野菜は根菜やいも類、
甘みが強い野菜以外。

卵、大豆製品
うずら卵や豆腐、納豆な
ども安価で使いやすい。

乳製品
バターやチーズ、生クリー
ム、クリームチーズなどは糖
質が少なくておすすめ。加糖
のヨーグルトは糖質が多いの
で注意。

良質な油
酸化しにくい動物性の油脂
（バター、ラード）やココナッ
ツオイル、MCT オイル、オ
リーブオイル。オメガ 3 の
含まれる亜麻仁オイルなど。

控えたい食材

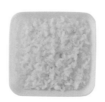

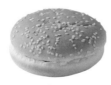

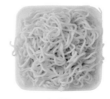

白米

パン

麺類

糖質が多いのでとりすぎには注意。米は精白米のみより雑穀やもち麦、大麦などを混ぜたものがよい。

白砂糖

血糖値を急激に上げ、その後急激に下げるので体に負担がかかる。
血糖値に影響しないラカント S などの甘味料を使うとよい。

おすすめ常備品

本書のレシピで使うことが多い調味料や乾物などです。
あると便利な缶詰やローカーボ食品もチェックしてください。

調味料

ラカントS
果物の羅漢果がおもな原料の甘味料。シロップはスイーツ作りにも便利。

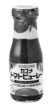

トマトピューレ
トマトケチャップより低糖質。

オイスターソース
中華風料理に活躍。

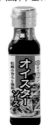

ポン酢しょうゆ
酸味が味の決め手になる。

豆板醤
辛みが味のアクセントに。

スパイス、香味野菜など

おろししょうが、にんにくスピーディに作れるようチューブを使う。

赤とうがらし、糸とうがらし糸とうがらしは飾りとして。

缶詰

ツナ缶
オイル漬けでもノンオイルでもお好みで。

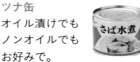

さば水煮缶
水煮なら料理の応用がきく。

トマト水煮缶
トマト料理に欠かせない。

鮭水煮缶
骨ごと食べられて栄養価が高い。

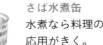

乾物類

ドライパセリ
彩りにあると重宝する。

削り節
うまみを出したいときに。

ごま
いりごまとすりごまを用意。

桜えび
だしが出るのでおみそ汁の具にも。

ローカーボ食品

おからパウダー
さらさらで使いやすい。

オートミール
低糖質の主食として。

その他

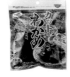

乾燥ひじき
低糖質で幅広い料理に使える。

うずら卵の水煮
すぐに使えて見た目もかわいい。

乾燥わかめ
もどす手間がいらないタイプがよい。

ピザ用チーズ
人気のチーズ料理ができる。

レモン汁
生のレモンよりいつでも使えるボトルを。

PART
1

疲労回復 やせWEEK

週の初めに献立を考えて2000円以内で1週間分の買い物をし、まず下ごしらえします。そうすれば悩むことなくすぐに作れて、食材もムダにせず、いいことずくめ。毎週テーマを決めて4週間続ければ、体はきっと変わります。エネルギー代謝がスムーズだと太りにくい体質になります。まずは疲労回復して免疫力を上げ、健康的にやせるための1週間の献立から始めましょう。

用意する1週間の食材リスト

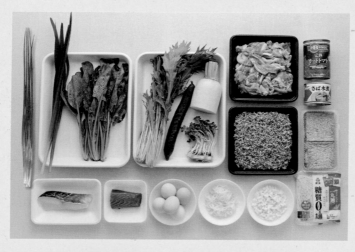

全部で**2000**円以内

※砂糖、しょうゆ、酒、みそ、酢などの基本調味料、桜えび、塩昆布、削り節、焼きのりなどの乾物、チーズ、わかめなどは含まれていません。最初にまとめ買いする場合は適宜冷凍したり、生鮮食材は使用タイミングに応じて買い物をするなど、ライフスタイルに合わせて活用ください。

豚こま切れ肉	300g	350円
カツオ	100g	150円
たら	1切れ(100g)	100円
あいびき肉	300g	300円
さば水煮缶	1缶(190g)	178円
厚揚げ	2枚(200g)	100円
卵	5個	100円
トマト水煮缶	1缶(400g)	100円
きゅうり	1本	40円
にら	90g	72円
小ねぎ	20g	20円
ほうれん草	100g	65円
水菜	120g	56円
貝割れ大根	50g	50円
大根	300g	56円
しらたき	80g	45円
糖質0g麺	1袋(180g)	150円
白米	50g	30円
合計		**1,962**円

MENU

	主菜	副菜	汁物
月	豚しゃぶときゅうりの梅にらだれ		桜えびのみそ汁
火	カツオのガーリックステーキ	貝割れ大根サラダ	レンチントマトスープ
水	豚こまとスタミナにらたま炒め	水菜とのりのサラダ	わかめのみそ汁
木	たらと厚揚げのみぞれあえ	貝割れ大根サラダ	桜えびのみそ汁
金	しらたきご飯のビビンバ丼		わかめのみそ汁
土	さば缶の0麺トマトパスタ	水菜ときゅうりのサラダ	
日	ひき肉と厚揚げのスタミナスープ		

下ごしらえ

〈みそ玉を作る〉 ※同じものを2個ずつ作る

わかめのみそ玉

材料（1回分）
みそ——大さじ1
乾燥わかめ——小さじ1
削り節——小さじ1
小ねぎの小口切り——少々

作り方
すべての材料をラップでくるみ、丸めて冷凍する。

桜えびのみそ玉

材料（1回分）
みそ——大さじ1
桜えび——大さじ1
小ねぎの小口切り——少々

作り方
すべての材料をラップでくるみ、丸めて冷凍する。

〈貝割れ大根サラダを作る〉

貝割れ大根サラダ

材料（2回分）
貝割れ大根——40g
大根——200g
A ┤ ポン酢しょうゆ——大さじ1
　 └ マヨネーズ——大さじ1
塩——少々

作り方

1 貝割れ大根は根元を切り落とし、半分に切る。大根は細切りにし、塩をふってしんなりさせ、水けをきる。

2 1とAを合わせ、冷蔵庫で保存する。
保存期間：冷蔵庫で3〜4日間

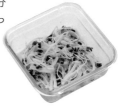

〈週の後半に使う肉や魚介類を冷凍する〉
※それぞれ解凍して使う／下記の食材以外にも生鮮食品は適切に保存する

・あいびき肉は半分に分けてラップに包み、冷凍する。　　・たらはラップに包み冷凍する。

豚肉は疲労回復にいいビタミンが豊富

豚しゃぶときゅうりの梅にらだれ献立

糖質量
7.8g

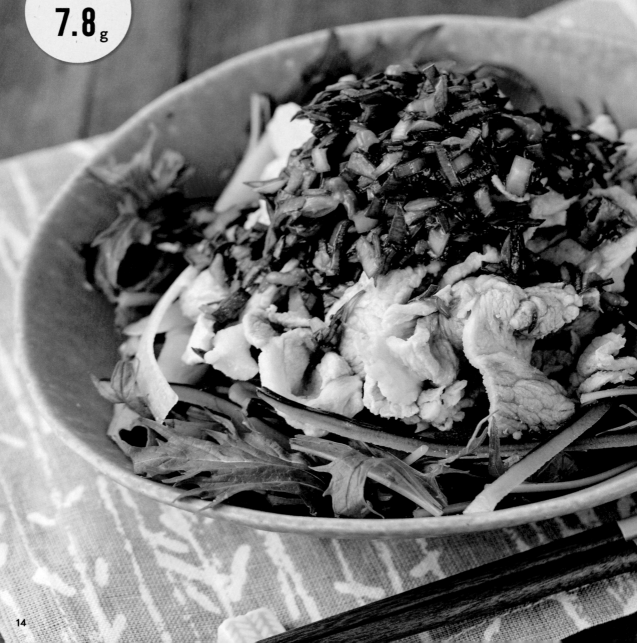

14

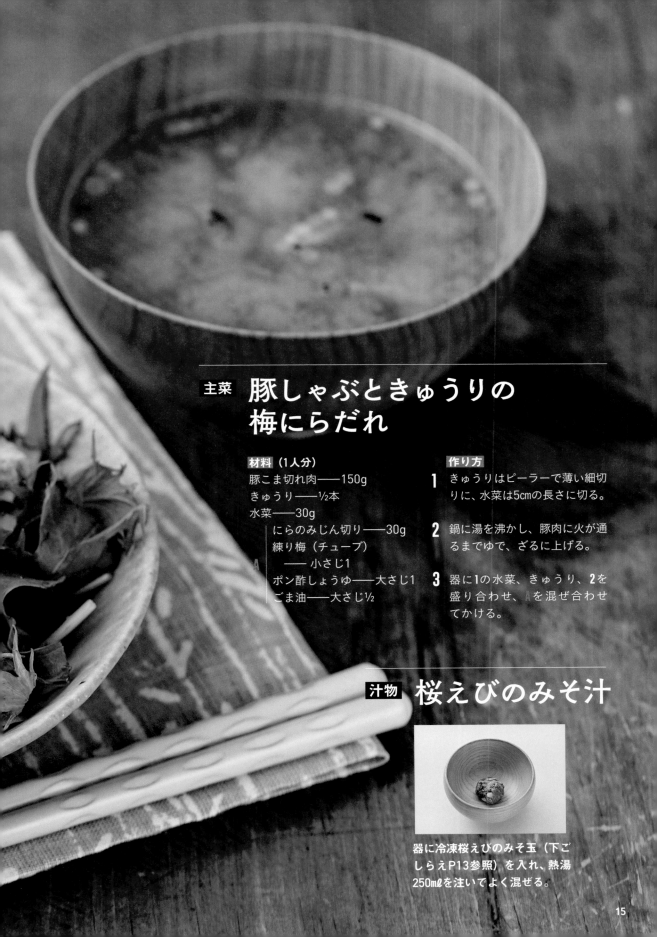

主菜 **豚しゃぶときゅうりの 梅にらだれ**

材料（1人分）
豚こま切れ肉——150g
きゅうり——½本
水菜——30g
　にらのみじん切り——30g
　練り梅（チューブ）
　　——小さじ1
　ポン酢しょうゆ——大さじ1
　ごま油——大さじ½

作り方

1 きゅうりはピーラーで薄い細切りに、水菜は5cmの長さに切る。

2 鍋に湯を沸かし、豚肉に火が通るまでゆで、ざるに上げる。

3 器に1の水菜、きゅうり、2を盛り合わせ、Aを混ぜ合わせてかける。

汁物 **桜えびのみそ汁**

器に冷凍桜えびのみそ玉（下ごしらえP13参照）を入れ、熱湯250mlを注いでよく混ぜる。

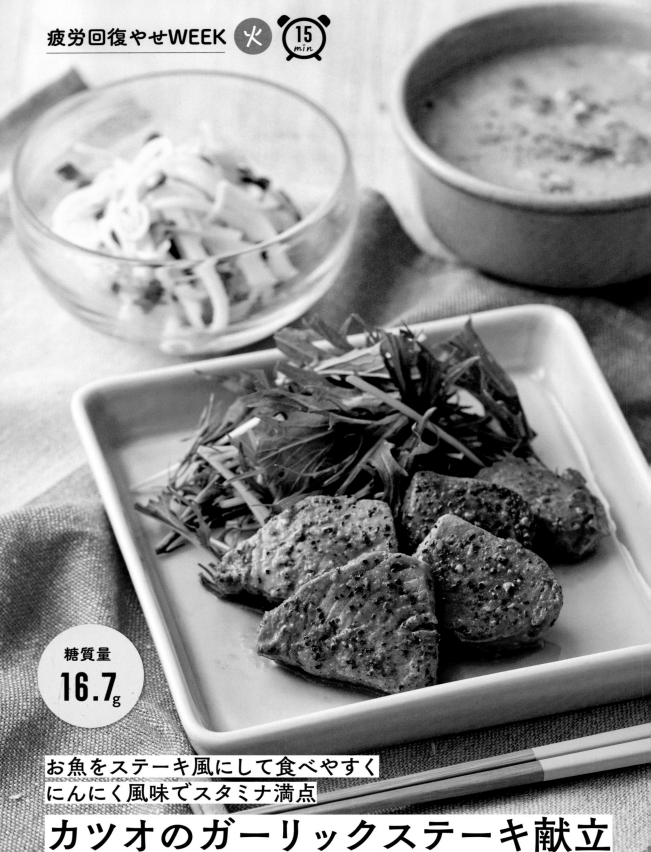

糖質量
16.7g

お魚をステーキ風にして食べやすく
にんにく風味でスタミナ満点

カツオのガーリックステーキ献立

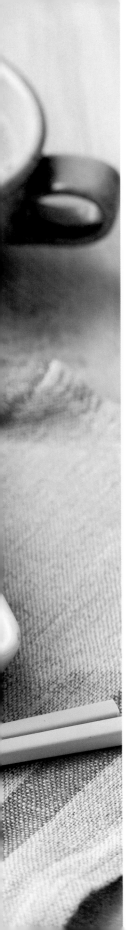

主菜 カツオのガーリックステーキ

材料 （1人分）
カツオ――100g
塩、こしょう――各少々
A
おろしにんにく（チューブ）
――2cm
しょうゆ――大さじ1
酒――大さじ1
ラカントS――小さじ1
ごま油――小さじ2
水菜――適量
粗びき黒こしょう――適量

作り方
1 カツオは1cm幅に切り、塩、こしょうをふる。水菜は5cmの長さに切る。

2 フライパンにごま油を熱し、1のカツオを両面焼き色がつくまで焼く。

3 2のフライパンにAを加えてひと煮立ちさせ、カツオに煮からめる。

4 器に盛って黒こしょうをふり、1の水菜を添える。

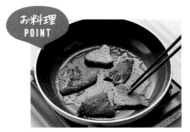
カツオの色が変わったら裏返す。

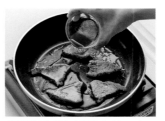
調味料を加えたら煮詰めてカツオにからめる。

副菜 貝割れ大根サラダ

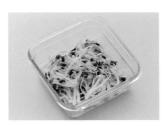

器に貝割れ大根サラダ（下ごしらえP13参照）の半量を盛る。

汁物 レンチントマトスープ

材料 （1人分）
卵――1個
トマト水煮缶――200g
水――100mℓ
顆粒コンソメスープの素
――小さじ½
塩、こしょう――各少々
ドライパセリ――少々

作り方
1 耐熱カップに卵を溶きほぐし、トマト缶、水、コンソメ、塩、こしょうを加えてふんわりとラップをし、500Wの電子レンジで約3分加熱する。

2 ドライパセリを散らす。

豚肉のビタミンB₁とにらのアリシンは最強の組み合わせ

豚こまとスタミナ
にらたま炒め献立

糖質量
9.1 g

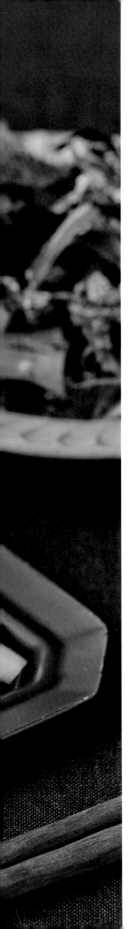

主菜 豚こまと スタミナにらたま炒め

材料（1人分）
豚こま切れ肉——150g
にら——30g
溶き卵——1個分

A
酒——大さじ½
とりガラスープの素
——小さじ½
しょうゆ——大さじ½
おろしにんにく（チューブ）
——2cm

ごま油——小さじ2

作り方

1 にらは3cmの長さに切る。Aは合わせておく。

2 フライパンにごま油を熱し、溶き卵を加えて半熟状になったら取り出す。

3 2のフライパンに豚肉を入れて炒め、Aを加えてさらに炒める。

4 豚肉の色が変わったら1のにらを加え、2の卵を戻し入れてざっと炒め、器に盛る。

副菜 水菜とのりのサラダ

材料（1人分）
水菜——30g
焼きのり——適量

A
白いりごま——少々
ポン酢しょうゆ
——大さじ½
ごま油——大さじ½

作り方

1 水菜は5cm幅に切る。Aは合わせておく。

2 器に1の水菜とちぎったのりを盛り、Aを回しかける。

汁物 わかめのみそ汁

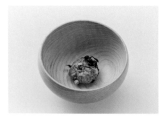

器に冷凍わかめのみそ玉（下ごしらえP13参照）を入れ、熱湯250mlを注いでよく混ぜる。

たらと厚揚げ、ダブルのたんぱく質で効果アップ
大根おろしで消化もよい

たらと厚揚げのみぞれあえ献立

糖質量
12.2g

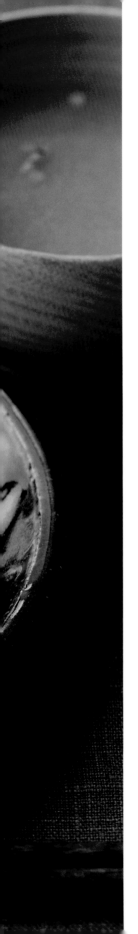

主菜 たらと厚揚げのみぞれあえ

材料（1人分）

たら——1切れ
酒——少々
厚揚げ——1枚（100g）
大根—— 100g
おからパウダー——適量
ごま油——小さじ2

A
| しょうゆ——大さじ1
| ラカントS——小さじ2
| 水——50mℓ
| 白だし——小さじ1

塩、こしょう——各少々
七味とうがらし——適宜

作り方

1 たらは食べやすい大きさに切り、酒をふる。厚揚げは6等分に切る。大根はおろし金でおろす。

2 1のたらの水分をペーパータオルで拭き取り、塩、こしょうをふって、おからパウダーをまぶす。

3 フライパンにごま油を熱し、2を両面焼き、1の厚揚げ、Aを加えて中火で3～4分煮る。

4 3を1の大根おろしとあえて器に盛り、お好みで七味とうがらしをふる。

副菜 貝割れ大根サラダ

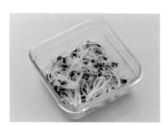

器に貝割れ大根サラダ（下ごしらえP13参照）の半量を盛る。

汁物 桜えびのみそ汁

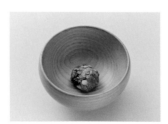

器に冷凍桜えびのみそ玉（下ごしらえP13参照）を入れ、熱湯250mℓを注いでよく混ぜる。

ご飯はしらたきでカサ増し
ひき肉たっぷりで満腹感のある丼に

しらたきご飯のビビンバ丼献立

糖質量
43.4g

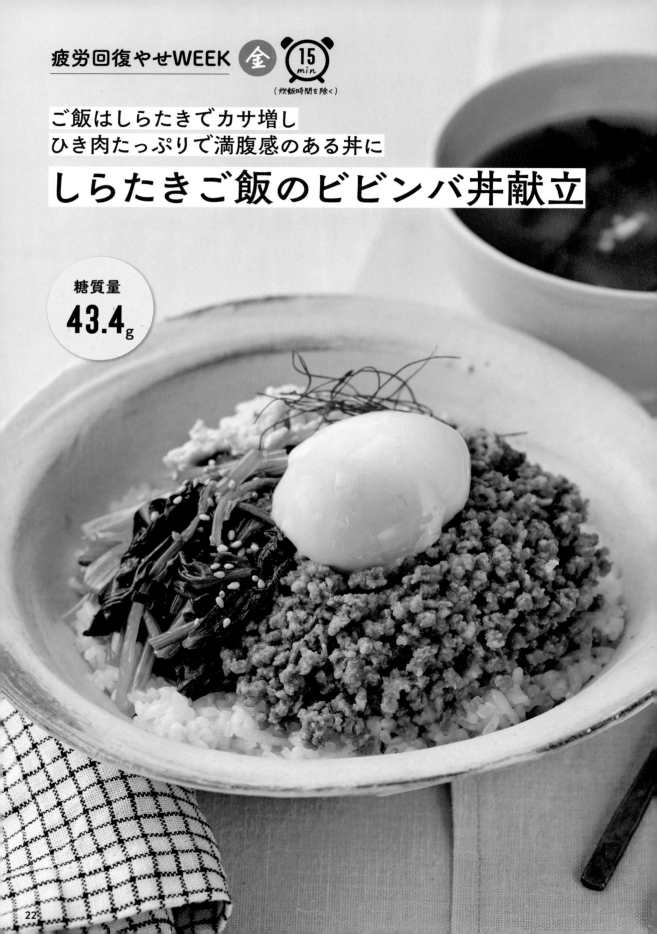

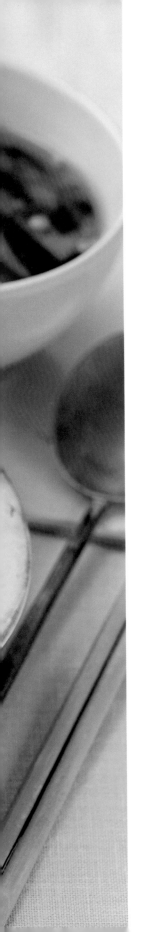

主菜 しらたきご飯のビビンバ丼

材料（1人分）

あいびき肉——150g

A
- 酒——大さじ½
- ラカントS——小さじ1
- しょうゆ——大さじ½
- 豆板醤——小さじ½
- おろしにんにく（チューブ）——2cm

しらたき——80g
白米——50g
卵——2個
ほうれん草——100g
ごま油——小さじ2
塩、こしょう——各適量
白いりごま——少々
糸とうがらし——適宜

作り方

1 しらたきはさっとゆでてざるに上げ、水けをきり、みじん切りにする。

2 米はといで水150mℓ（分量外）に浸し、1を加えて炊飯器で普通に炊く。

3 卵1個は耐熱容器に入れ、水大さじ2（分量外）を加え楊枝で黄身に数カ所穴を開け、ラップをして500Wの電子レンジで40〜50秒加熱して温泉卵を作る。

4 耐熱ボウルにあいびき肉とAを入れよく混ぜ、ラップをして電子レンジで約3分加熱する。別の耐熱皿に5cmの長さに切ったほうれん草、ごま油を入れラップをして、電子レンジで約2分加熱する。別の耐熱ボウルに残りの卵を溶きほぐし、塩、こしょうを加えて混ぜ、ラップをして電子レンジで約1分加熱し、菜箸で混ぜてほぐす。

5 器に2のしらたきご飯をよそい、4と3の温泉卵をのせ、ほうれん草にごまを散らす。お好みで糸とうがらしを飾る。

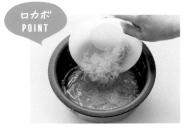

ロカボ POINT

米の量を減らすため、刻んだしらたきを加える。

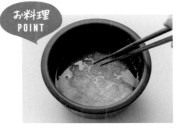

お料理 POINT

しらたきを混ぜてならし、炊飯器で普通に炊く。

汁物 わかめのみそ汁

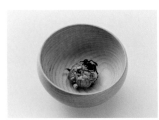

器に冷凍わかめのみそ玉（下ごしらえP13参照）を入れ、熱湯250mℓを注いでよく混ぜる。

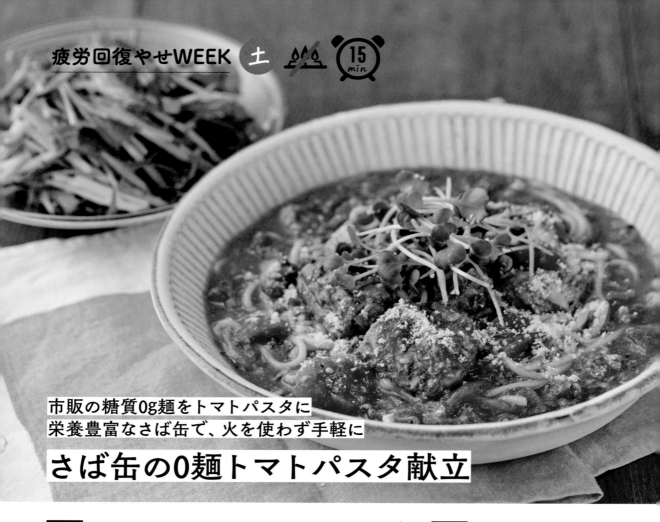

市販の糖質0g麺をトマトパスタに
栄養豊富なさば缶で、火を使わず手軽に

さば缶の0麺トマトパスタ献立

主菜
さば缶の0麺トマトパスタ

材料 （1人分）
さば水煮缶——1缶
A ┌ トマト水煮缶—200g
　├ 顆粒コンソメスープの素
　│　　——小さじ1
　├ おろしにんにく（チューブ）
　│　　——2cm
　└ オリーブオイル——小さじ1
糖質0g麺（丸麺）——1袋
貝割れ大根——10g
粉チーズ——適宜

作り方
1 耐熱ボウルにさばを缶汁ごととと、Aを入れて混ぜ、ラップをせずに500Wの電子レンジで約5分加熱する。

2 器に水けをきった糖質0g麺を盛り、1をかけ、刻んだ貝割れ大根を添え、お好みで粉チーズをふる。

糖質量
10.9g

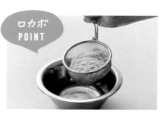

ロカボ
POINT

麺は糖質0g麺に置き換え。ざるに上げ、水けをきって使う。

副菜
水菜ときゅうりの
サラダ

材料 （1人分）
水菜——30g
きゅうり——½本
A ┌ 酢——大さじ½
　├ オリーブオイル——大さじ½
　├ レモン汁——小さじ1
　└ 塩、こしょう——各少々

作り方
1 水菜は5cmの長さに切る。きゅうりはせん切りにする。Aは合わせておく。

2 器に1の水菜ときゅうりを盛り、Aを回しかける。

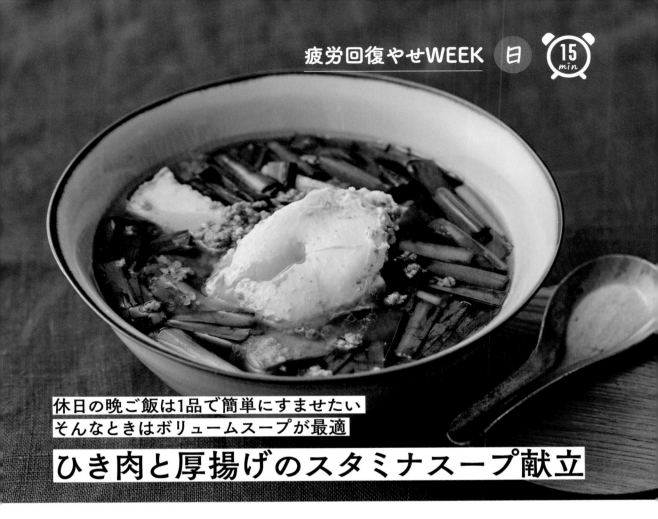

休日の晩ご飯は1品で簡単にすませたい
そんなときはボリュームスープが最適

ひき肉と厚揚げのスタミナスープ献立

主菜
ひき肉と厚揚げのスタミナスープ

材料（1人分）
あいびき肉——150g
厚揚げ——1枚（100g）
にら——30g
卵——1個

A
- 水——400mℓ
- みそ——大さじ1
- 豆板醤——小さじ½
- とりガラスープの素——小さじ½
- おろしにんにく（チューブ）——2cm
- おろししょうが（チューブ）——2cm

白いりごま——少々
ごま油——小さじ1

作り方

1 厚揚げは6等分に切る。にらは3cmの長さに切る。

2 鍋にAを入れて火にかけ、あいびき肉、1の厚揚げを加えて2〜3分煮る。

3 2に卵を落とし入れ、半熟になるまで煮る。

4 1のにらを加え、ひと煮立ちしたら器に盛り、ごまをふり、ごま油をたらす。

糖質量
5.6g

25

主食は置き換える

主食は控えめにすることがローカーボの鉄則。
食感が似ている低糖質なものに置き換えればダイエット中の「これだけしか食べられない」という不満も解消されます。味つけをしっかりすると、おいしく食べられますよ。

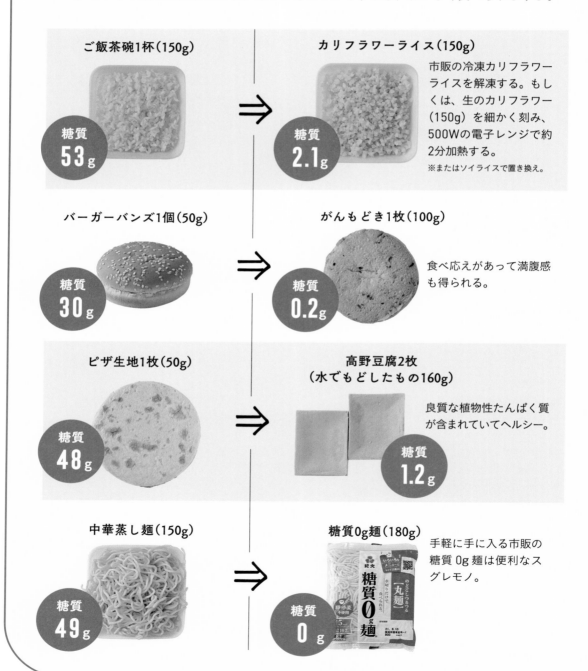

ご飯茶碗1杯(150g)　糖質 53g

⇒　カリフラワーライス(150g)　糖質 2.1g

市販の冷凍カリフラワーライスを解凍する。もしくは、生のカリフラワー(150g)を細かく刻み、500Wの電子レンジで約2分加熱する。
※またはソイライスで置き換え。

バーガーバンズ1個(50g)　糖質 30g

⇒　がんもどき1枚(100g)　糖質 0.2g

食べ応えがあって満腹感も得られる。

ピザ生地1枚(50g)　糖質 48g

⇒　高野豆腐2枚
(水でもどしたもの160g)　糖質 1.2g

良質な植物性たんぱく質が含まれていてヘルシー。

中華蒸し麺(150g)　糖質 49g

⇒　糖質0g麺(180g)　糖質 0g

手軽に手に入る市販の糖質0g麺は便利なスグレモノ。

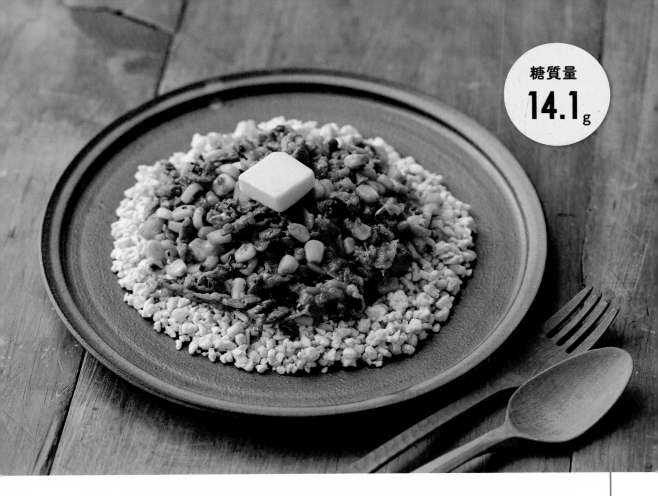

糖質量
14.1g

ソイライス
の作り方

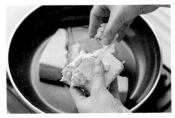

1 水切りしたもめん豆腐300gをフライパンに手でくずしながら入れて火にかける。

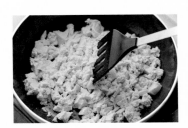

2 パラパラになるまで炒める。

ご飯をソイライスに代えた

牛肉のスパイシーライス

材料（1人分）

牛バラ薄切り肉——100g
コーン缶——50g
小ねぎの小口切り——適量
ソイライス——もめん豆腐300g分

A
しょうゆ——大さじ1
酒——大さじ1
オイスターソース——大さじ½
おろしにんにく（チューブ）——2cm

ごま油—— 小さじ1
バター—— 10g
塩、こしょう—— 各少々

作り方

1 牛肉は食べやすい大きさに切る。

2 フライパンにごま油を熱し、牛肉、コーン、小ねぎ、バター半量を入れて炒め、塩、こしょうをふり、Aを回しかけて混ぜる。

3 器にソイライスを盛り、2、残りのバターをのせる。
※よく混ぜ合わせていただく。

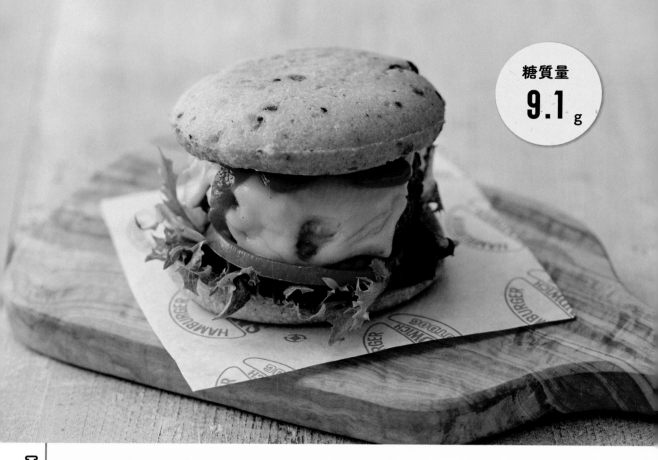

糖質量
9.1g

バーガーバンズをがんもどきに代えた

チーズハンバーガー

材料（1人分）
がんもどき——1枚
ハンバーグのタネ※——1個分
トマトの薄切り——1枚
スライスチーズ（溶けるもの）——1枚
フリルレタス——2枚
バター——10g
トマトケチャップ——適量

※ハンバーグのタネ2個分の作り方
あいびき肉250g、パン粉大さじ2、溶き卵1個分、塩、こしょう各少々を混ぜ合わせて丸める。

作り方

1 がんもどきは横半分に切る。フリルレタスはひと口大に切る。

2 フライパンにバターを溶かし、**1**のがんもどきを両面焼く。同じフライパンでハンバーグのタネを両面焼き、チーズをのせて火を止める。

3 がんもどき、レタス、トマト、チーズハンバーグ、ケチャップ、がんもどきの順にのせ、ハンバーガーにする。

ピザ生地を高野豆腐に代えた

生ハムのピザ

材料 (1人分)

高野豆腐——1枚
トマトピューレ——大さじ½
ピザ用チーズ——25g
生ハム——2枚
バジル——2枚

作り方

1 高野豆腐は水でもどし、切って厚みを半分にする。

2 1の高野豆腐の水けを軽くしぼり、トマトピューレを塗り、チーズをのせてオーブントースターで約5分焼く。

3 器に2を盛り、生ハム、バジルをのせる。

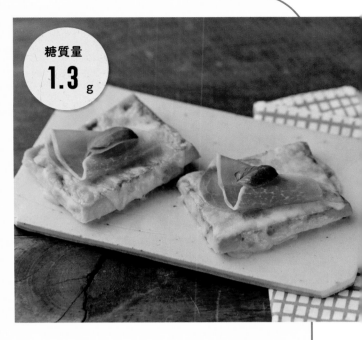

糖質量
1.3g

中華麺を糖質0g麺に代えた

台湾風混ぜそば

材料 (1人分)

糖質0g麺（丸麺） ——1袋（180g）	しょうゆ—— 大さじ1½ ラード——大さじ1
A しょうゆ——大さじ½ ごま油——大さじ1	にら——10g 小ねぎ——5g
豚ひき肉——150g	刻みのり——適量
にんにく——1片	卵黄——1個
豆板醤——小さじ½	白いりごま——少々

作り方

1 糖質0g麺はざるに上げて水けをきり、器に盛ってAとあえる。

2 にんにく、にらはみじん切りに、小ねぎは小口切りにする。

3 フライパンにラードを熱し、にんにくを炒め、ひき肉を加えてさらに炒める。ひき肉の色が変わってきたら豆板醤、しょうゆを加える。

4 1の上に3を盛り、にら、小ねぎ、のり、卵黄をのせてごまをふる。

お料理
POINT

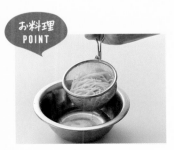

糖質0g麺は水きりをして使う。

糖質量
4.1g

体質改善
やせWEEK

デトックスは体内にたまった老廃物や毒素を排出させること。デトックスを
意識して体質を改善し、やせやすい体に変えましょう。そのためには血流を
よくし、腸内環境を整えて便通をよくすることがたいせつです。
この1週間は良質の油を含む魚やたんぱく質豊富な肉を主菜に、サラダなど
の副菜で野菜もたっぷりとって、腸の働きをスムーズにします。

用意する1週間の食材リスト

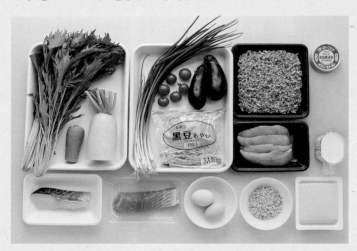

あいびき肉	300g	300円
鮭	1切れ(100g)	100円
白身魚(たら)	1切れ(100g)	100円
とりささ身	300g	300円
卵	2個	40円
もめん豆腐	1丁(350g)	88円
大根	400g	75円
小ねぎ	60g	60円
ツナ缶	1缶(70g)	98円
にんじん	80g	38円
もやし	1袋(200g)	30円
水菜	170g	80円
なす	2本(160g)	90円
ミニトマト	6個(120g)	80円
オートミール	30g	30円
牛乳	200mℓ	100円
合計		**1,609**円

全部で**2000**円以内

※砂糖、しょうゆ、酒、みそ、酢などの基本調味料、桜えび、塩昆布、
削り節、焼きのりなどの乾物、チーズ、わかめなどは含まれていません。
最初にまとめ買いする場合は適宜冷凍したり、生鮮食材は使用タイミン
グに応じて買い物をするなど、ライフスタイルに合わせて活用ください。

MENU

	主菜	副菜	汁物
月	麻婆豆腐	大根とにんじんの和風サラダ	卵スープ
火	鮭のちゃんちゃん焼き	ミニトマトと水菜のサラダ	わかめのみそ汁
水	ささ身のよだれどり風	大根とにんじんの和風サラダ	桜えびのみそ汁
木	オートミールドリア		コンソメスープ
金	白身魚としょうがのレンジ蒸し	大根とにんじんと水菜の和風サラダ	わかめのみそ汁
土	ささ身と豆腐のみぞれ煮	大根とミニトマトの わさびドレッシングサラダ	桜えびのみそ汁
日	なすとひき肉のミルフィーユ蒸し	水菜とのりのごまサラダ	わかめのみそ汁

下ごしらえ

〈みそ玉を作る〉※同じものをわかめは3個、桜えびは2個作る

わかめのみそ玉

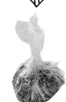

材料（1回分）
みそ——大さじ1
乾燥わかめ——小さじ1
削り節——小さじ1
小ねぎの小口切り——少々

作り方
すべての材料をラップでくる
み、丸めて冷凍する。

桜えびのみそ玉

材料（1回分）
みそ——大さじ1
桜えび——大さじ1
小ねぎの小口切り——少々

作り方
すべての材料をラップでくる
み、丸めて冷凍する。

〈大根とにんじんの和風サラダを作る〉

大根とにんじんの和風サラダ

材料（3回分）
大根——200g
にんじん——50g
塩——少々
削り節——1袋

A
しょうゆ——小さじ1
酢——小さじ1
白いりごま——大さじ1
ごま油——大さじ1

作り方

1 大根とにんじんはせん切り
にし、ポリ袋に入れる。塩
をふり、よくもむ。

2 1の水けをきり、Aと削り節を加え
て混ぜ合わせ、冷蔵庫で保存する。
※保存期間：冷蔵庫で4～5日間

〈週の後半に使う肉や魚介類を冷凍する〉
※それぞれ解凍して使う／下記の食材以外にも生鮮食品は適切に保存する

・あいびき肉は半分をラップに包み冷凍する。 　　・白身魚はラップに包み冷凍する。
・とりささ身は半分をラップに包み冷凍する。

麻婆豆腐は電子レンジで作れば簡単に
辛さはお好みで調整を

麻婆豆腐献立

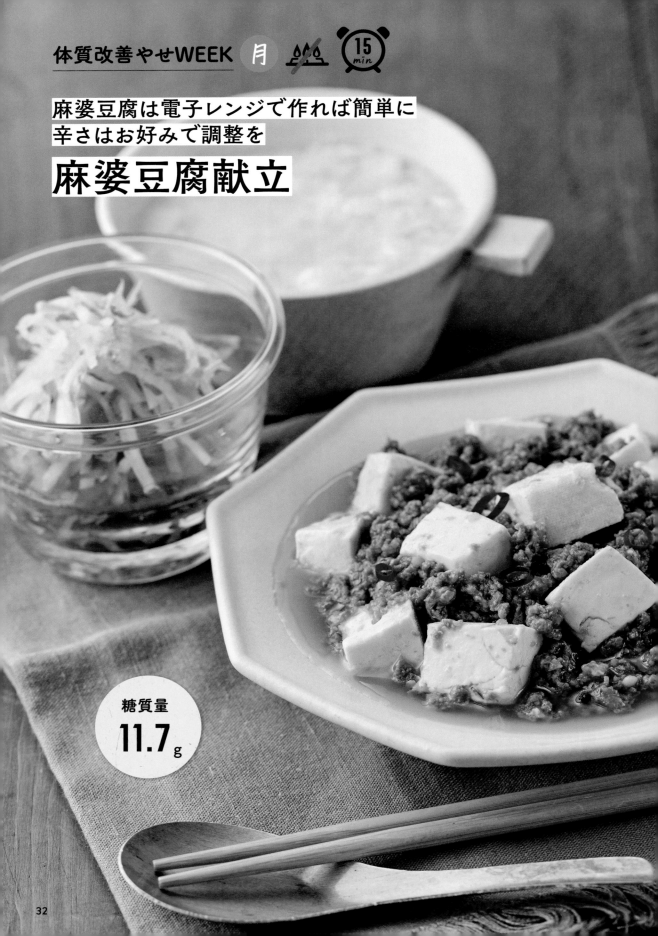

糖質量
11.7g

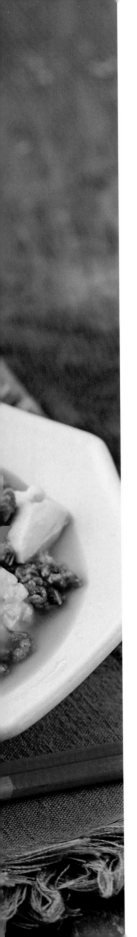

主菜 麻婆豆腐

材料（1人分）

あいびき肉——150g
もめん豆腐——150g
小ねぎ——3g

A
- おろしにんにく（チューブ）
  ——2cm
- おろししょうが（チューブ）
  ——2cm
- みそ——大さじ½
- オイスターソース
  ——大さじ½
- 豆板醤——小さじ½

水溶き片栗粉
——片栗粉小さじ2+水大さじ2
赤とうがらしの小口切り——少々

作り方

1 豆腐は1.5cm角に切る。小ねぎは小口切りにする。

2 耐熱ボウルにひき肉、A、1の小ねぎを入れて混ぜ、ふんわりとラップをし、500Wの電子レンジで約5分加熱する。

3 2に1の豆腐、水溶き片栗粉を加え、ふんわりラップをし、電子レンジで約3分加熱する。

4 3を器に盛り、赤とうがらしを散らす。

副菜 大根とにんじんの和風サラダ

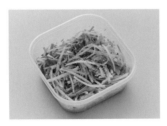

器に大根とにんじんの和風サラダ（下ごしらえP31参照）100gを盛る。

汁物 卵スープ

材料（1人分）

卵——1個
とりガラスープの素
——小さじ1
水——250ml

作り方

耐熱カップに卵を溶き、スープの素と水を加えてふんわりとラップをし、500Wの電子レンジで約3分加熱する。

血液をサラサラにし、やせるホルモンの
分泌を促すEPAが豊富な鮭をメインに

鮭のちゃんちゃん焼き献立

糖質量
12.5g

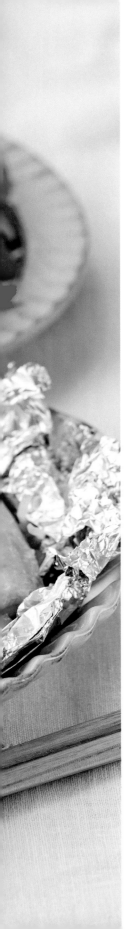

主菜 鮭のちゃんちゃん焼き

材料（1人分）
鮭——1切れ
もやし——50g
にんじん—— 30g

A | みそ——大さじ1
酒——小さじ2
ラカントS——小さじ1

バター——10g

作り方

1 にんじんは短冊切りにする。Aは合わせておく。

2 アルミホイルにもやし、1のにんじん、鮭を順にのせ、Aを回しかけて包む。

3 フライパンに2を入れ、底から2cmくらいの高さまで水を注ぎ、ふたをして中火で約10分蒸し焼きにする。器に盛り、バターをのせる。

副菜 ミニトマトと水菜のサラダ

材料（1人分）
ミニトマト——1個
水菜——30g

A | ポン酢しょうゆ
——大さじ½
ごま油——大さじ½
白いりごま——適量

作り方

1 ミニトマトは4つに切り、水菜は5cmの長さに切る。

2 Aは合わせておく。

3 器に1を盛り合わせ、2を回しかける。

汁物 わかめのみそ汁

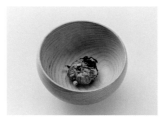

器に冷凍わかめのみそ玉（下ごしらえP31参照）を入れ、熱湯250mℓを注いでよく混ぜる。

さっぱりしたささ身とコクのあるたれが美味

ささ身のよだれどり風献立

糖質量
15.8g

主菜 さ身のよだれどり風

材料（1人分）
とりさ身──150g
酒──大さじ2
もやし──100g

A
しょうゆ──大さじ1
ラカントS──小さじ1
酢── 大さじ1
おろしにんにく（チューブ）
　　──2cm
おろししょうが（チューブ）
　　──2cm
ごま油──大さじ1
ラー油──少々
小ねぎの小口切り──5g

作り方

1 さ身は筋を取る。

2 耐熱皿にもやし、1のさ身を順にのせ、酒を回しかけてふんわりとラップをし、500Wの電子レンジで約3分、火が通るまで加熱する。

3 2のさ身は食べやすい大きさに切って器に盛り、もやしを盛り合わせ、Aを回しかける。

副菜 大根とにんじんの和風サラダ

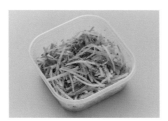

器に大根とにんじんの和風サラダ（下ごしらえP31参照）100gを盛る。

汁物 桜えびのみそ汁

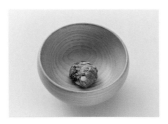

器に冷凍桜えびのみそ玉（下ごしらえP31参照）を入れ、熱湯250mℓを注いでよく混ぜる。

高糖質のドリアはご飯をオートミールに代えてクリア

オートミールドリア献立

糖質量
32.9g

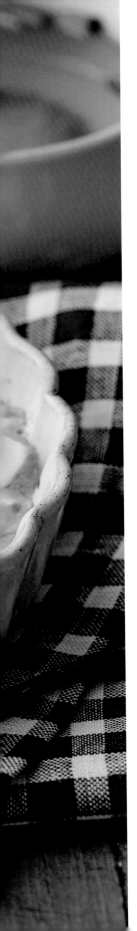

主菜 オートミールドリア

材料 (1人分)

オートミール——30g
牛乳——200mℓ
顆粒コンソメスープの素
　　——小さじ1
トマトケチャップ
　　——大さじ1
ツナ缶——1缶
ゆで卵——1個
ミニトマト——3個
ピザ用チーズ——40g
粗びき黒こしょう——適宜

作り方

1 ゆで卵は縦4等分に切る。ミニトマトは横半分に切る。

2 小鍋にオートミール、牛乳、コンソメ、ケチャップを入れ、2分中火にかける。

3 グラタン皿に**2**を入れて缶汁をきったツナ、**1**、ピザ用チーズをのせ、オーブントースターで約5分焼く。お好みで黒こしょうを散らす。

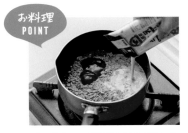

お料理 POINT

オートミールは牛乳を加えてやわらかく煮る。

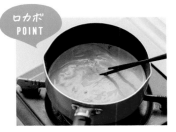

ロカボ POINT

煮ると少量でもふくらみ、満腹感が得られる。

汁物 コンソメスープ

材料 (1人分)

A
水——250mℓ
顆粒コンソメスープの素
　　——小さじ½
塩、こしょう——各少々
小ねぎ——少々

作り方

1 小ねぎは1cmの長さに切る。

2 耐熱カップに**A**を入れてふんわりとラップをし、500Wの電子レンジで約3分加熱し、**1**を散らす。

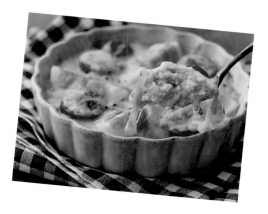

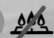

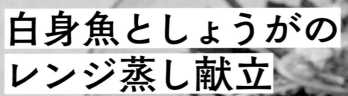

糖質量
13 g

淡白な白身魚はしょうが風味をアクセントに

白身魚としょうがの
レンジ蒸し献立

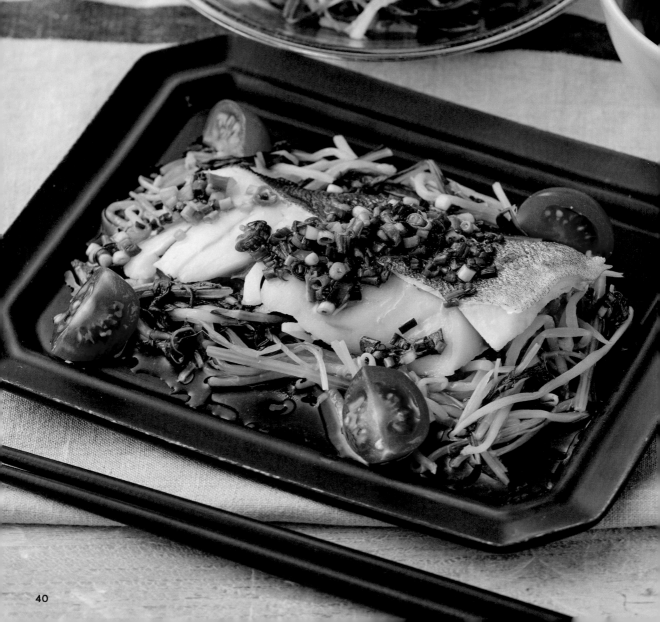

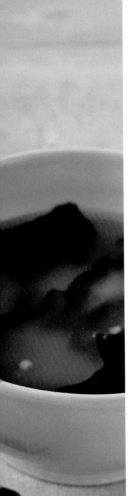

主菜 白身魚としょうがのレンジ蒸し

材料（1人分）

白身魚（たら）——1切れ
塩——少々
もやし——50g
水菜——30g
酒——大さじ1
小ねぎ——10g

A
　おろししょうが（チューブ）
　　——3cm
　しょうゆ——大さじ1
　酒——大さじ½
　ラカントS——小さじ1
　ごま油——大さじ1

ミニトマト——1個

作り方

1 白身魚は塩をふって5分おき、ペーパータオルで水分を拭き取る。水菜は5cmの長さに切る。ミニトマトはくし形に切る。

2 小ねぎは小口切りにし、Aと合わせておく。

3 耐熱容器にもやし、1の水菜、白身魚を順にのせ、酒を回しかけてふんわりとラップをし、500Wの電子レンジで4〜5分、火が通るまで加熱する。

4 3を器に盛り、2を回しかけて1のミニトマトを添える。

お料理
POINT

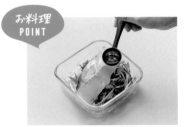

酒は具材全体にまんべんなく回しかける。

副菜 大根とにんじんと水菜の和風サラダ

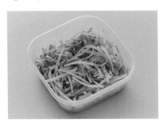

器に大根とにんじんの和風サラダ（下ごしらえP31参照）50gと食べやすく切った水菜30gを盛り合わせる。

汁物 わかめのみそ汁

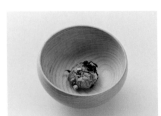

器に冷凍わかめのみそ玉（下ごしらえP31参照）を入れ、熱湯250mℓを注いでよく混ぜる。

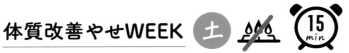

体質改善やせWEEK （土）

大根おろしで煮るみぞれ煮は電子レンジならもっと手軽に

ささ身と豆腐のみぞれ煮献立

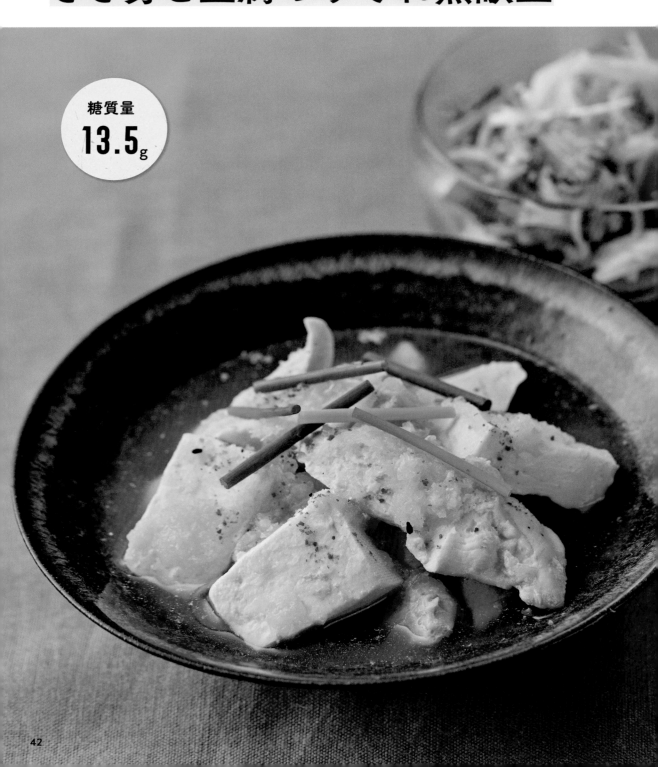

糖質量
13.5g

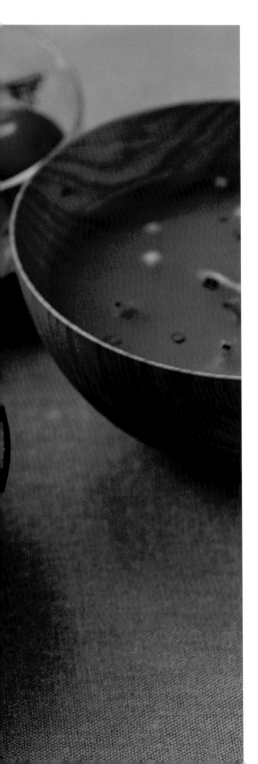

さ身と豆腐のみぞれ煮

材料（1人分）

とりささ身——150g
もめん豆腐——200g
大根——100g

A
|白だし——大さじ1
|水——100㎖
|しょうゆ——大さじ½
|ラカントS——小さじ1

小ねぎ——5g
七味とうがらし——少々

作り方

1 豆腐は水けをきり、食べやすい大きさに切る。小ねぎは5cmの長さに切り、ささ身は筋を取ってそぎ切りにする。

2 大根はすりおろし、Aと合わせておく。

3 耐熱皿に1の豆腐、ささ身の順に置き2を回しかけてふんわりとラップをし、500Wの電子レンジで6〜7分、火が通るまで加熱する。

4 3を器に盛り、小ねぎを散らして七味とうがらしをふる。

副菜

大根とミニトマトの
わさびドレッシングサラダ

材料（1人分）

大根——100g
塩——少々
水菜——適量
ミニトマト——1個

A
|オリーブオイル
|　——小さじ2
|レモン汁——小さじ1
|塩、こしょう——各少々
|練りわさび（チューブ）
|　——少々

作り方

1 大根はせん切りにし、塩をふってしんなりさせ、水けをきる。水菜は食べやすく切り、ミニトマトは半分に切る。

2 Aは合わせておく。

3 ボウルに1の大根、水菜を入れて2を加え、よく混ぜ合わせる。

4 3を器に盛り、1のミニトマトを添える。

汁物

桜えびのみそ汁

器に冷凍桜えびのみそ玉（下ごしらえP31参照）を入れ、熱湯250㎖を注いでよく混ぜる。

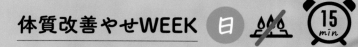

とろみのあるたれでなすとひき肉のうまみを閉じ込める

なすとひき肉の
ミルフィーユ蒸し献立

糖質量
17.5g

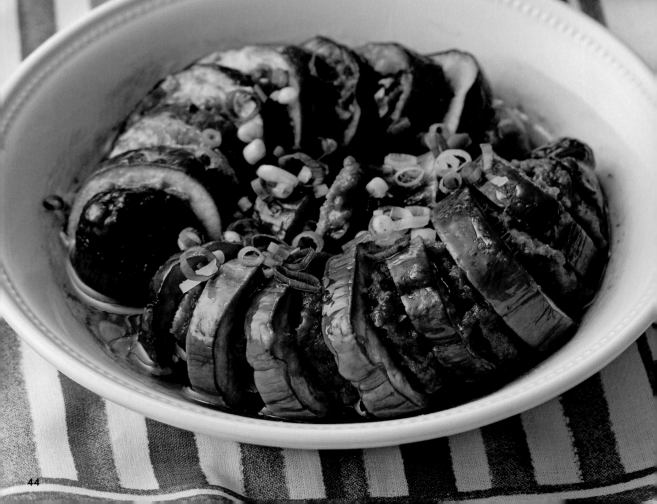

主菜 なすとひき肉のミルフィーユ蒸し

材料（1人分）

なす——2本
あいびき肉——150g
とりガラスープの素
　　——小さじ½
おろししょうが（チューブ）
　　——2cm
小ねぎ——5g

A
しょうゆ ——大さじ1
ラカントS ——小さじ1
水——大さじ1
片栗粉——小さじ1

作り方

1　ボウルにひき肉、スープの素、しょうがを入れてよく混ぜ合わせる。

2　なすは1.5cm幅の斜め切りにする。小ねぎは小口切りにする。

3　1は小判形にまとめ、耐熱皿に2のなすと交互に重ねてのせ、ふんわりとラップをし、500Wの電子レンジで6〜7分、火が通るまで加熱する。

4　Aを合わせて3に回しかけ、ラップをせずに電子レンジで約2分加熱する。器に盛り、2の小ねぎを散らす。

副菜 水菜とのりのごまサラダ

材料（1人分）

水菜——30g
焼きのり——少々

A
白いりごま——少々
ポン酢しょうゆ——大さじ½
ごま油——大さじ½

作り方

1　水菜は5cmの長さに切る。

2　Aは合わせておく。

3　器に1を入れ、ちぎったのりをのせ、2を回しかける。

汁物 わかめのみそ汁

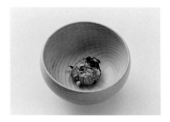

器に冷凍わかめのみそ玉（下ごしらえP31参照）を入れ、熱湯250mlを注いでよく混ぜる。

小腹を満たすお助けメニュー

ダイエット中に何か食べたくなってつらいときや、
ふだんでも小腹が減ったときに知っておきたいメニューです。
ガマンできないときは無理せず、サッと作って食べましょう。

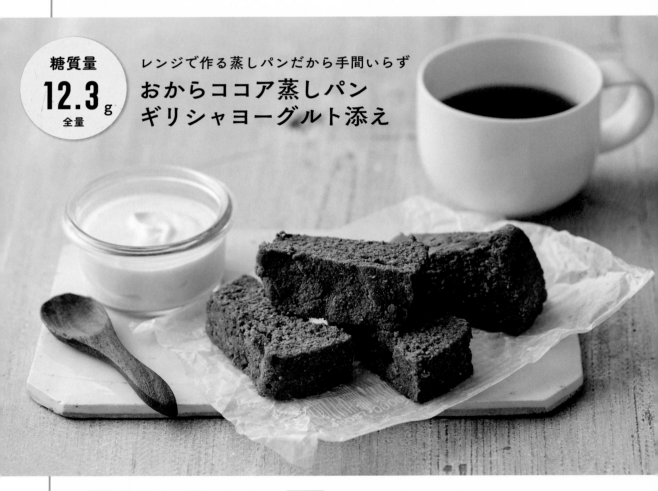

糖質量
12.3g
全量

レンジで作る蒸しパンだから手間いらず
おからココア蒸しパン
ギリシャヨーグルト添え

材料（作りやすい分量）
おからパウダー —— 50g
卵 —— 1個
アーモンドミルク —— 200mℓ
ラカントS —— 大さじ1
ココア —— 大さじ1
ベーキングパウダー —— 小さじ1
ギリシャヨーグルト※ —— 50g

作り方

1 ボウルにギリシャヨーグルト以外の材料を入れて混ぜ、耐熱容器に流し入れ、ラップをして500Wの電子レンジで約5分加熱する。

2 1の粗熱をとり、食べやすい大きさに切って器に盛る。ギリシャヨーグルトを添える。

※ギリシャヨーグルトは普通のプレーンヨーグルトを水きりして作ってもよい。ざるにペーパータオルを敷き、ヨーグルトを入れて水けがなくなるまでおけばでき上がり。

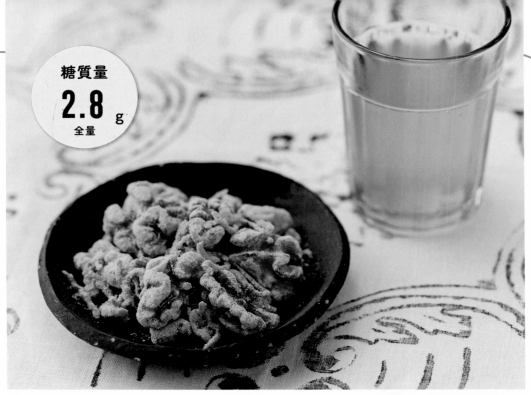

糖質量
2.8g
全量

ちょっと食べたいときはナッツが味方
きな粉じゃこくるみ

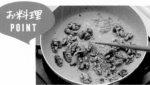

お料理
POINT

くるみとじゃこをこんがりす
るまでから炒りする。

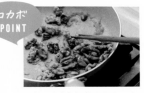

ロカボ
POINT

ラカントSを加えてからめる。

材料（作りやすい分量）
くるみ——50g
ラカントS（シロップ）
　　——大さじ1
きな粉——大さじ1
ちりめんじゃこ——大さじ1

作り方

1　フライパンでくるみとじゃこを
　から炒りし、ラカントSを加
　えてからめ、火を止める。

2　1をクッキングシートに広げて
　並べ、きな粉をまぶす。

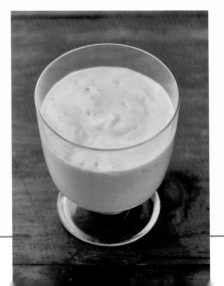

糖質の少ないアボカドで
ボリュームのあるドリンク
アボカドバナナ
シェイク

糖質量
12.6g

材料（1人分）
アボカド——½個
バナナ——½本
ラカントS ——小さじ2
アーモンドミルク——200mℓ

作り方

すべての材料をミキ
サーに入れて撹拌
し、グラスに注ぐ。

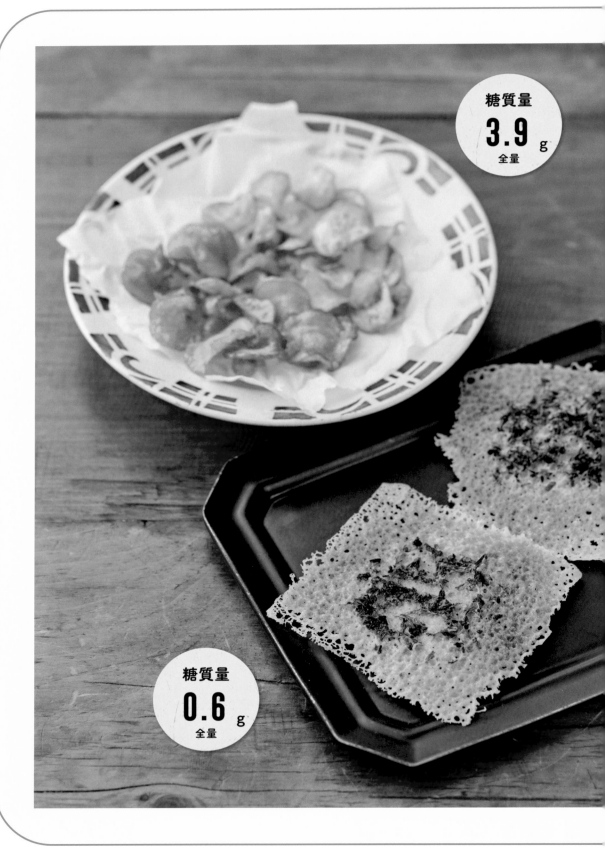

糖質量
3.9 g
全量

糖質量
0.6 g
全量

48

料理で残ったお好みの野菜を使っても

野菜チップス

材料（作りやすい分量）
にんじん —— 50g
ズッキーニ（黄）——50g
オリーブオイル——適量
塩——少々

作り方

1 にんじんとズッキーニは薄くスライスして、ペーパータオルで水分を拭き取る。

2 オリーブオイルを160〜170℃に熱し、1を素揚げにする。

3 油をきって塩をまぶす。

お料理
POINT

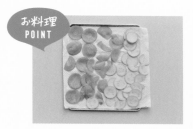

薄く切ったら重ならないように並べて水けを拭く。

おつまみにも向くレンジでできる1品

チーズせんべい

材料（作りやすい分量）
スライスチーズ（溶けるもの）
　——2枚
青のり——少々

作り方

1 耐熱皿にクッキングシートを敷き、スライスチーズをのせて青のりを散らす。

2 500W の電子レンジで約 2 分加熱する。

お料理
POINT

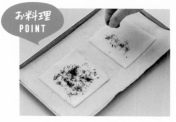

スライスチーズは青のりをふって電子レンジへ。

PART 3

ダイエット特化 超やせWEEK

糖質を控えることがダイエットの近道です。とはいえ、ときにはご飯や麺、小麦粉で作るパンやお好み焼きなどが食べたくなることもあるはず。そんなときは低糖質のオートミールやおからパウダー、糖質0gの麺などの食材を上手に取り入れましょう。これらと肉や魚+野菜たっぷりのメニューを組み合わせれば満腹感もあり、ダイエットが無理なく続けられます。

用意する1週間の食材リスト

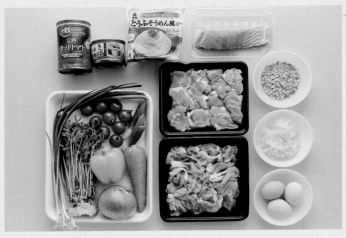

全部で**2000**円以内

※砂糖、しょうゆ、酒、みそ、酢などの基本調味料、桜えび、塩昆布、削り節、焼きのりなどの乾物、チーズ、わかめなどは含まれていません。最初にまとめ買いする場合は適宜冷凍したり、生鮮食材は使用タイミングに応じて買い物をするなど、ライフスタイルに合わせて活用ください。

とりもも肉	300g	300円
トマト水煮缶	1缶(400g)	100円
豚こま切れ肉	300g	350円
鮭	1切れ(100g)	100円
卵	3個	60円
さば水煮缶	1缶(130g)	100円
しらたき	100g	56円
とうふそうめん風	1袋(150g)	208円
小ねぎ	35g	35円
玉ねぎ	1個(240g)	54円
ミニトマト	9個(180g)	120円
豆苗	90g	30円
パプリカ(黄)	1個(150g)	100円
にんじん	1本(140g)	66円
みょうが	2個(60g)	98円
オートミール	30g	30円

合計 1,807円

MENU

	主菜	副菜	汁物
月	とりもも肉とたっぷり野菜のラタトゥイユ	豆苗とミニトマトのサラダ	
火	しらたきチャプチェ		コンソメの卵スープ
水	鮭の洋風甘酢漬け	豆苗とにんじんのサラダ	桜えびのみそ汁
木	トマト缶で作る豚カレー	豆苗と玉ねぎのヨーグルトサラダ	
金	とりもも肉のガリバタ炒め	玉ねぎとみょうがのおかかあえ	わかめのみそ汁
土	おからパウダーで作るお好み焼き		具だくさん豚汁
日	さば缶の薬味そうめん		

下ごしらえ

〈みそ玉を作る〉

わかめのみそ玉

材料（1回分）
みそ——大さじ1
乾燥わかめ——小さじ1
削り節——小さじ1
小ねぎの小口切り——少々

作り方
すべての材料をラップでくるみ、丸めて冷凍する。

桜えびのみそ玉

材料（1回分）
みそ——大さじ1
桜えび——大さじ1
小ねぎの小口切り——少々

作り方
すべての材料をラップでくるみ、丸めて冷凍する。

〈週の後半に使う肉や魚介類を冷凍する〉
※それぞれ解凍して使う／下記の食材以外にも生鮮食品は適切に保存する

・とりもも肉は半分をラップに包み、冷凍する。
・豚こま切れ肉は2/3を半分ずつに分けてラップに包み、冷凍する。

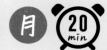

たんぱく質とビタミンが豊富でバランスのよい1品

とりもも肉とたっぷり野菜の ラタトゥイユ献立

糖質量
18.9g

とりもも肉とたっぷり野菜の ラタトゥイユ

材料（1人分）

とりもも肉——150g
パプリカ（黄）——½個
玉ねぎ——50g
にんじん——30g
おろしにんにく（チューブ）
——2cm
オリーブオイル——大さじ1

A
　顆粒コンソメスープの素
　——小さじ1
　トマト水煮缶——200g
　水——100ml

塩、こしょう——各少々

作り方

1 とり肉はひと口大に切り、パプリカ、玉ねぎ、にんじんは乱切りにする。

2 フライパンにオリーブオイルを熱し、にんにくを炒め、1のとり肉を両面焼く。

3 2に1のパプリカ、玉ねぎ、にんじんを加えて炒め、Aを加えて煮詰めて、塩、こしょうで味をととのえる。

豆苗と ミニトマトの サラダ

材料（1人分）

豆苗——30g
ミニトマト——2個

A
　オリーブオイル
　——大さじ½
　酢——大さじ½
　塩、こしょう——各少々

作り方

1 豆苗は3cmの長さに切り、ミニトマトは半分に切る。

2 器に1を盛り合わせ、混ぜ合わせたAを回しかける。

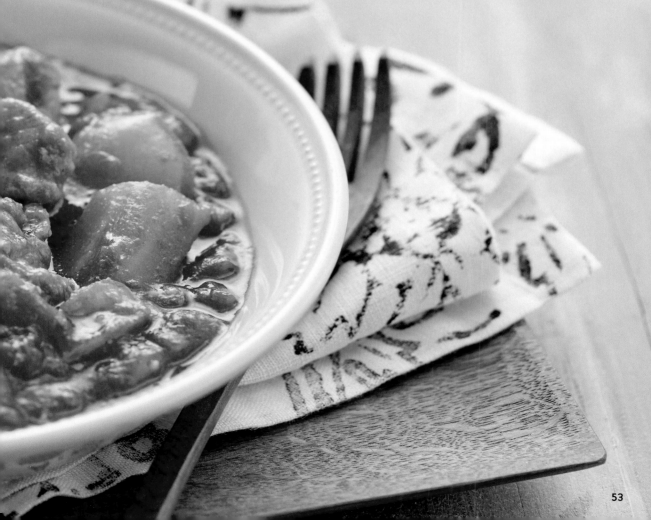

はるさめで作るチャプチェはしらたきに代えて糖質カット

しらたきチャプチェ献立

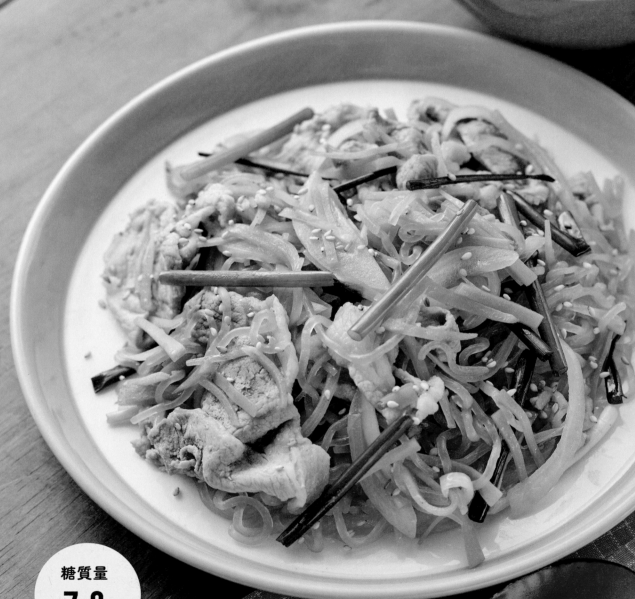

糖質量
7.8 g

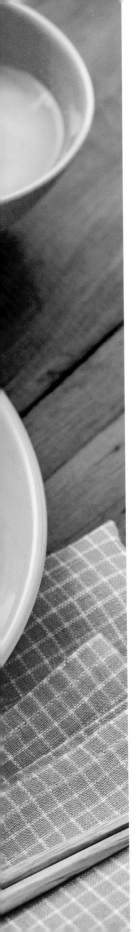

主菜 しらたきチャプチェ

材料 （1人分）

しらたき——100g
豚こま切れ肉——100g
にんじん——30g
玉ねぎ——30g
小ねぎ——5g
白いりごま——少々
A
　しょうゆ——大さじ½
　オイスターソース
　　——大さじ½
　ラカントS——小さじ1
ごま油——小さじ2

作り方

1 しらたきは食べやすい大きさに切り、熱湯をかける。にんじんはせん切りに、玉ねぎは薄切りに、小ねぎは5cmの長さに切る。

2 Aは合わせておく。

3 フライパンにごま油を熱し、豚肉を色が変わるまで炒めたら、1のしらたき、にんじん、玉ねぎ、小ねぎを加えて炒め合わせる。

4 3に2を加え、炒めて味をからめる。器に盛ってごまを散らす。

汁物 コンソメの卵スープ

材料 （1人分）

A
　水——250mℓ
　顆粒コンソメスープの素
　　——小さじ½
　溶き卵——1個分
　塩——少々
粗びき黒こしょう——少々

作り方

耐熱カップにAを入れてふんわりとラップをし、500Wの電子レンジで約3分加熱し、黒こしょうをふる。

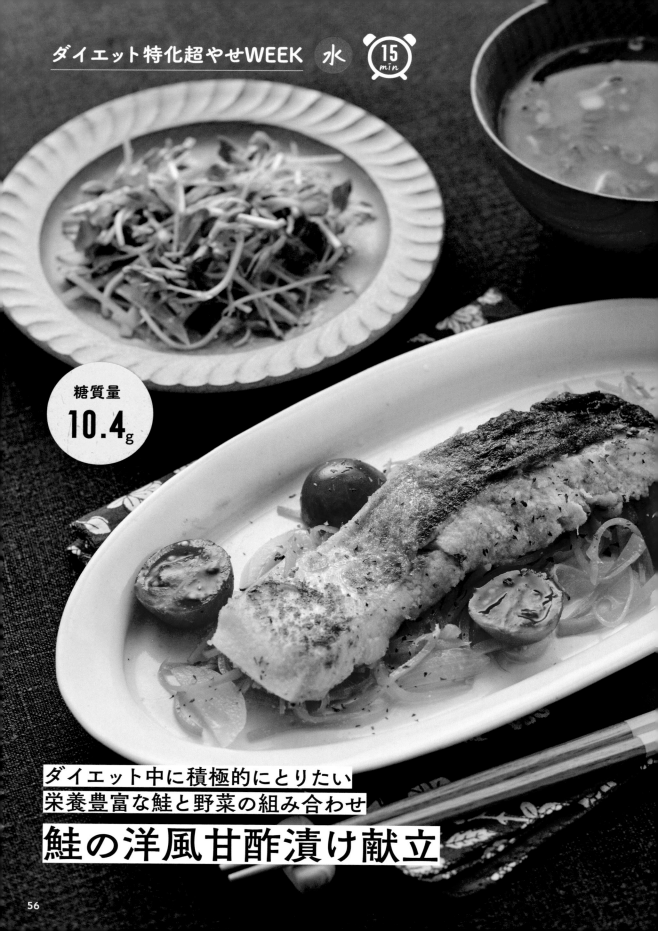

糖質量
10.4g

ダイエット中に積極的にとりたい
栄養豊富な鮭と野菜の組み合わせ

鮭の洋風甘酢漬け献立

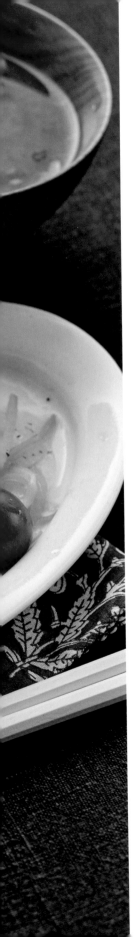

主菜 鮭の洋風甘酢漬け

材料（1人分）

鮭——1切れ
塩、こしょう——各少々
おからパウダー——小さじ2
玉ねぎ——30g
にんじん——30g
オリーブオイル——小さじ2
A | 酢——大さじ2
A | ラカントS——小さじ1
A | 水——30mℓ
A | 塩——少々
ミニトマト——2個
ドライパセリ——少々

作り方

1 鮭は塩、こしょうをふり、おからパウダーをまぶす。玉ねぎは薄切りにし、にんじんはせん切りにする。ミニトマトは半分に切る。

2 フライパンにオリーブオイルを熱し、1の鮭を焼き色がつくまで焼き、裏返してふたをし、蒸し焼きにする。

3 2に1の玉ねぎ、にんじんを加えて火を通し、Aを加えてひと煮立ちさせる。

4 器に3を盛り、1のミニトマトを添え、パセリをふる。

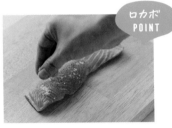

ロカボ POINT

鮭には小麦粉の代わりにおからパウダーをまぶす。

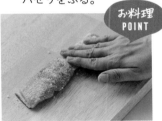

お料理 POINT

おからパウダーを手で押さえてなじませる。

副菜 豆苗とにんじんのサラダ

材料（1人分）

豆苗——30g
にんじん——10g
A | オリーブオイル——大さじ½
A | 酢——大さじ½
A | 塩、こしょう——各少々
白いりごま——少々

作り方

1 豆苗は3cmの長さに切り、にんじんはせん切りにする。

2 器に1を盛り合わせ、混ぜ合わせたAを回しかけ、ごまをふる。

汁物 桜えびのみそ汁

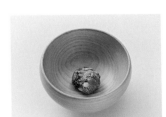

器に冷凍桜えびのみそ玉（下ごしらえP51参照）を入れ、熱湯250mℓを注いでよく混ぜる。

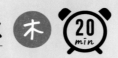

オートミールのご飯に合うマイルドな辛さのカレー
トマト缶で作る豚カレー献立

糖質量
34.6g

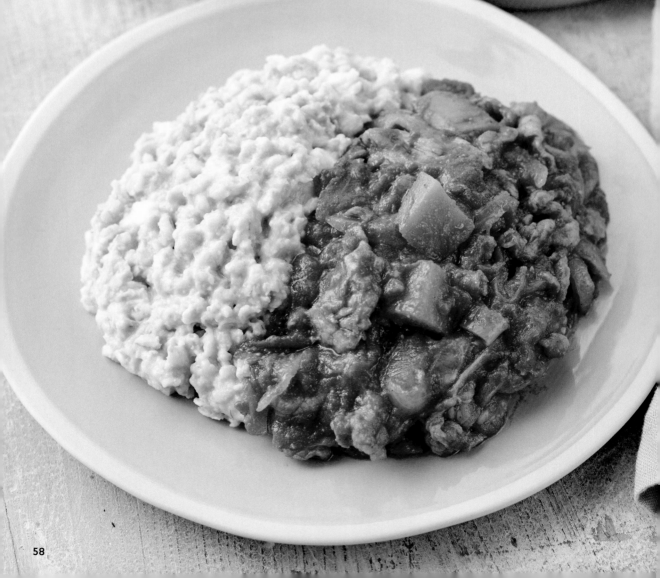

主菜 トマト缶で作る豚カレー

材料 (1人分)
豚こま切れ肉——100g
玉ねぎ——30g
にんじん——20g

A
オートミール——30g
卵——1個
水——150mℓ

B
トマト水煮缶——200g
カレー粉——大さじ1
顆粒コンソメスープの素
　　——小さじ1

おろしにんにく（チューブ）
　　——2cm
オリーブオイル——小さじ2

作り方

1 玉ねぎは薄切りに、にんじんは乱切りにする。

2 耐熱容器にAを入れてよく混ぜ、ふんわりとラップをして500Wの電子レンジで約2分加熱し、器に盛る。

3 鍋にオリーブオイルを熱し、にんにく、豚肉、1を加えて炒め、Bを加えて煮込む。

4 3を2のオートミールにかける。

お料理POINT

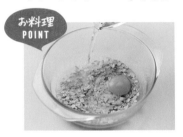
耐熱容器にオートミール、卵、水を入れる。

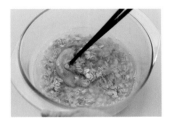
卵を溶くように混ぜる。

副菜 豆苗と玉ねぎの ヨーグルトサラダ

材料 (1人分)
豆苗——30g
玉ねぎ——20g
ミニトマト——2個

A
プレーンヨーグルト
　　——小さじ1
マヨネーズ——小さじ1
ラカントS ——小さじ½

作り方

1 豆苗は3cmの長さに切り、玉ねぎは薄切りにする。ミニトマトは半分に切る。

2 器に1を盛り合わせ、混ぜ合わせたAを回しかける。

にんにく＋バターしょうゆは幅広い世代に好まれる人気の味

とりもも肉のガリバタ炒め献立

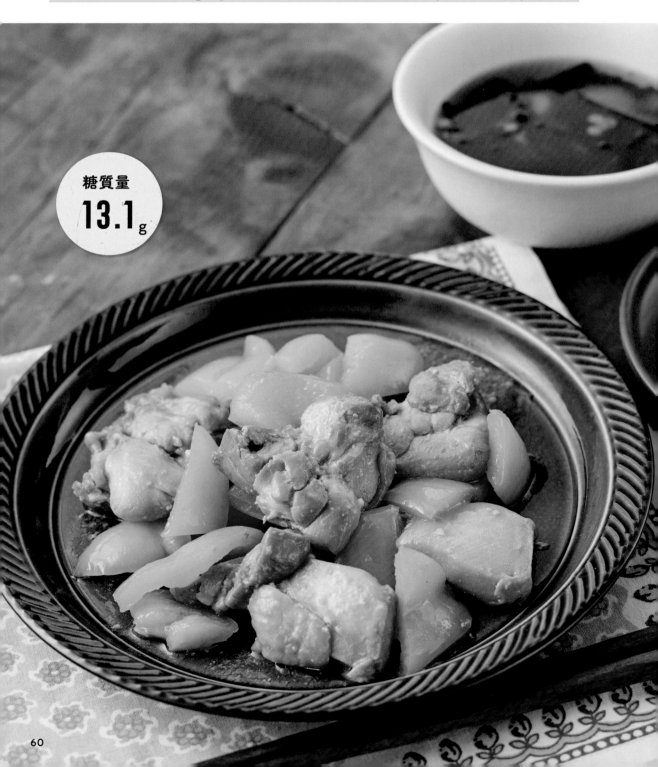

糖質量
13.1g

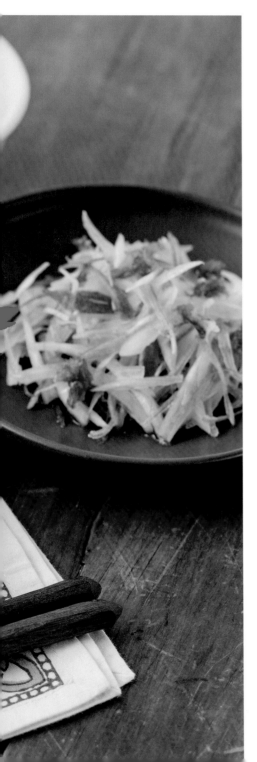

主菜

とりもも肉のガリバタ炒め

材料（1人分）

とりもも肉——150g

A
| 酒——小さじ2
| しょうゆ——小さじ2

パプリカ（黄）——½個
おろしにんにく（チューブ）
　　——2cm
オリーブオイル——小さじ2
バター——10g

作り方

1　とり肉はひと口大に切り、A に10分漬ける。パプリカは ひと口大に切る。

2　フライパンにオリーブオイル を熱し、にんにくと1を炒め、 火が通ったらバターを加えて 器に盛る。

副菜

玉ねぎとみょうがの おかかあえ

材料（1人分）

玉ねぎ——30g
みょうが——1個

A
| 削り節——適量
| ごま油——小さじ1
| ポン酢しょうゆ
| 　　——小さじ1

作り方

1　玉ねぎ、みょうがは薄切りに する。

2　Aは合わせておく。

3　器に1を盛り合わせ、2を回 しかける。

汁物

わかめのみそ汁

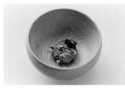

器に冷凍わかめのみそ玉（下ごしらえ P51参照）を入れ、熱湯250mlを注い でよく混ぜる。

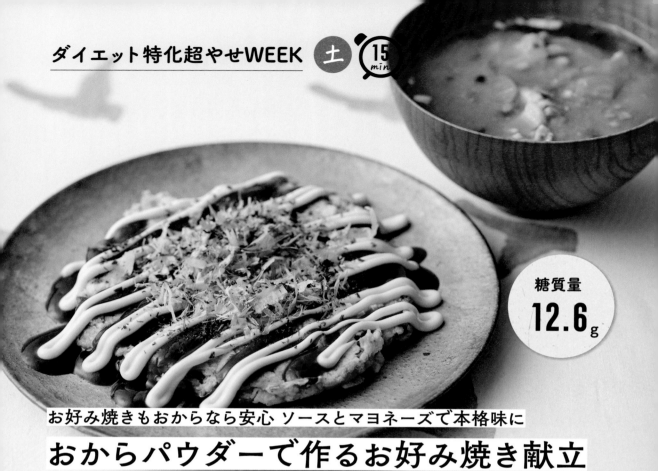

糖質量
12.6g

お好み焼きもおからなら安心 ソースとマヨネーズで本格味に

おからパウダーで作るお好み焼き献立

主菜
おからパウダーで作るお好み焼き

材料（1人分）

豚こま切れ肉――80g

A
　小ねぎの小口切り――10g
　卵――1個
　おからパウダー――大さじ2
　水――50㎖
　白だし――小さじ½

ごま油――小さじ2
中濃ソース――適宜
マヨネーズ――適宜
削り節――適宜
青のり――適宜

作り方

1 ボウルにAを入れ、混ぜ合わせる。

2 フライパンにごま油を熱し、1を流し入れ、豚肉をのせる。

3 2が焼けたら裏返し、焼き色がついたら器に盛る。お好みでソース、マヨネーズをかけ、削り節、青のりをふる。

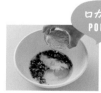

ロカボ POINT
小麦粉の代わりにおからパウダーだと大幅に糖質減。

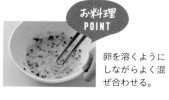

お料理 POINT
卵を溶くようにしながらよく混ぜ合わせる。

汁物
具だくさん豚汁

材料（1人分）

豚こま切れ肉――20g
玉ねぎ――20g
にんじん――20g
だし汁――250㎖
みそ――大さじ1
小ねぎ――少々

作り方

1 玉ねぎは薄切りに、にんじんはいちょう切りにする。小ねぎは小口切りにする。

2 鍋にだし汁、豚肉、1の玉ねぎ、にんじんを入れて煮立て、にんじんがやわらかくなったら火を止めて、みそを溶き入れる。

3 器によそい、1の小ねぎを散らす。

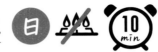

ダイエット特化超やせWEEK 日 10min

豆腐のめんに栄養豊富なさば缶と薬味をのせて

さば缶の薬味そうめん献立

主菜

さば缶の薬味そうめん

材料（1人分）

さば水煮缶——1缶
とうふそうめん風——1袋（150g）
玉ねぎ——30g
小ねぎ——5g
みょうが——1個
ミニトマト——3個
A｜めんつゆ（3倍濃縮）——50mℓ
　｜水——150mℓ

作り方

1 玉ねぎは薄切りに、小ねぎは小口切りに、みょうがは粗みじん切りにする。ミニトマトは半分に切る。

2 ざるに上げて水けをきったとうふそうめん風を器に盛り、1、缶汁をきったさばをのせ、混ぜ合わせたAをかける。

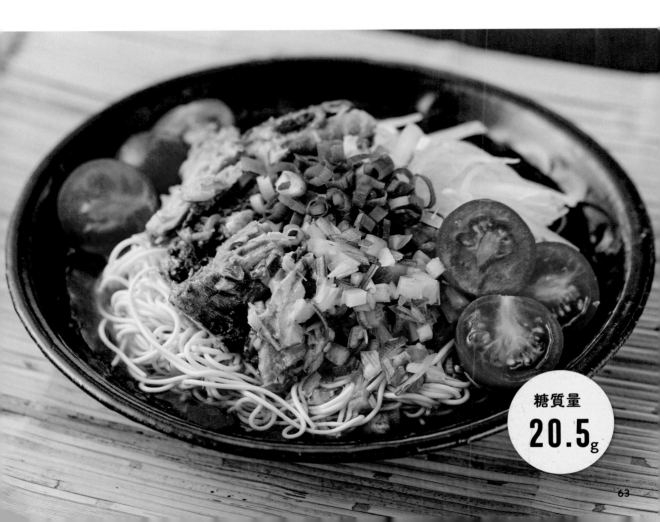

糖質量
20.5g

大活躍の作り置き

毎日のメニューに1品足りないとき、活躍するのが作り置きのおかず。
冷蔵庫に入れておけば安心です。
急いでいるときや、お弁当にも役立ちます。

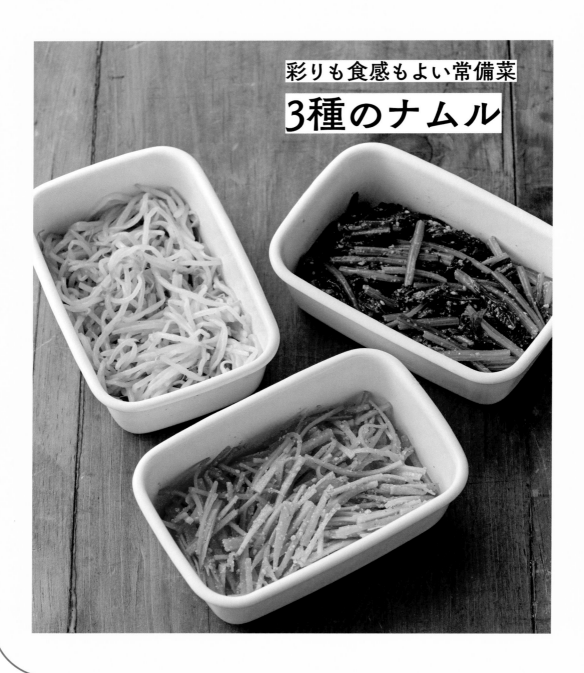

彩りも食感もよい常備菜
3種のナムル

もやしのナムル

材料（作りやすい分量）

もやし——1袋

A
ごま油——小さじ2
とりガラスープの素
　　——小さじ½
しょうゆ——小さじ½

作り方

1 もやしは耐熱ボウルに入れてふんわりラップをかけ、500Wの電子レンジで約4分加熱し、Aであえる。

2 保存容器に入れ、冷蔵庫で保存する。
　※**保存期間：冷蔵庫で3日間**

糖質量
3.9g
全量

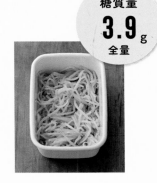

ほうれん草のナムル

材料（作りやすい分量）

ほうれん草——200g

A
白すりごま——小さじ2
ごま油——小さじ2
しょうゆ——小さじ1

作り方

1 ほうれん草は根元を切って洗い、ラップに包んで500Wの電子レンジで約2分加熱する。

2 1の水けをきって5cmの長さに切り、Aであえる。

3 保存容器に入れ、冷蔵庫で保存する。
　※**保存期間：冷蔵庫で3日間**

糖質量
1.2g
全量

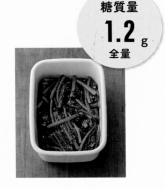

にんじんのナムル

材料（作りやすい分量）

にんじん ——1本

A
白すりごま——小さじ2
ごま油——小さじ1
とりガラスープの素
　　——小さじ½

作り方

1 にんじんはせん切りにし、耐熱ボウルに入れてふんわりラップをかけ、500Wの電子レンジで約3分加熱し、Aであえる。

2 保存容器に入れ、冷蔵庫で保存する。
　※**保存期間：冷蔵庫で3日間**

糖質量
9.8g
全量

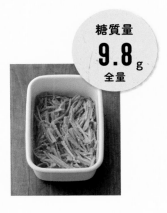

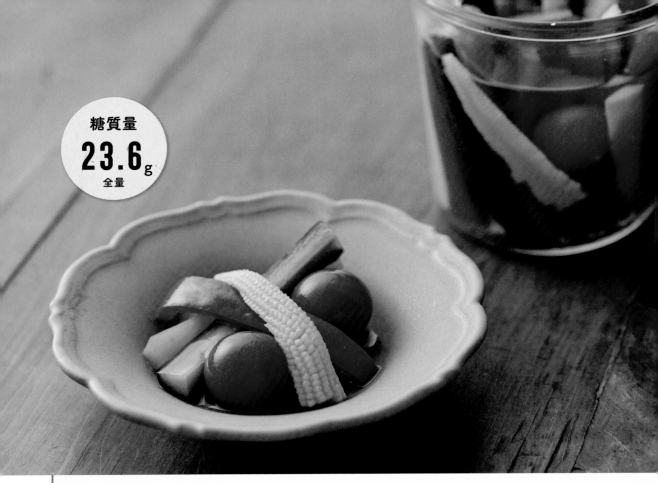

糖質量
23.6g
全量

肉料理のつけ合わせにも最適
カラフルピクルス

材料（作りやすい分量）

にんじん——1本
パプリカ（赤）——½個
きゅうり——1本
ミニトマト——8個
ヤングコーン——20g

A ┃ 酢——200mℓ
　 ┃ ラカントS
　 ┃ 　——大さじ2
　 ┃ 水——大さじ2
　 ┃ 塩——少々

作り方

1 にんじん、パプリカ、きゅうりはスティック状に切る。ミニトマトはへたを取ってよく洗う。ヤングコーンは縦半分に切る。

2 鍋に湯を沸かし、**1**をさっと下ゆでしてざるに上げる。

3 小鍋に **A** を入れて火にかけ、ひと煮立ちしたら耐熱容器に入れて粗熱をとり、**2**を加え、冷蔵庫で保存する。
※保存期間：冷蔵庫で約7日間

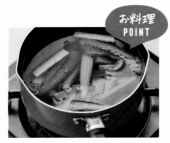

お料理
POINT

野菜はあらかじめ下ゆでする。歯ごたえを残すよう、ゆですぎないこと。

生のキャベツは食感を楽しんで
キャベツの昆布あえ

材料（作りやすい分量）
キャベツ——100g
塩昆布——10g
ごま油——大さじ1
白いりごま——小さじ1

作り方

1　キャベツはざく切りにする。

2　ボウルに1のキャベツと残りの材料を入れて、混ぜ合わせる。冷蔵庫で保存する。
※保存期間：冷蔵庫で3〜4日間

加熱することでカサが減りたくさん食べられる
キャベツのレンジおひたし

材料（作りやすい分量）
キャベツ——100g
A　削り節——1袋
　　ポン酢しょうゆ——大さじ1

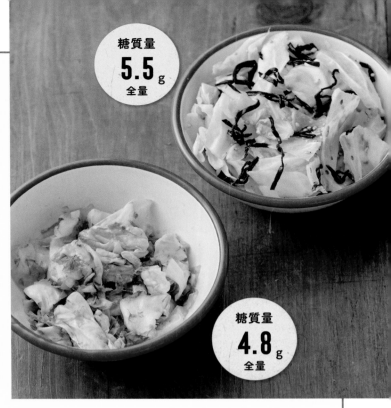

糖質量
5.5g
全量

糖質量
4.8g
全量

作り方

1　キャベツはざく切りにして耐熱皿に並べ、ふんわりラップをして500Wの電子レンジで約3分加熱する。

2　1の粗熱をとり、Aを加えてあえる。冷蔵庫で保存する。
※保存期間：冷蔵庫で3〜4日間

このままでもアレンジに使っても大人気
肉そぼろ

材料（作りやすい分量）
あいびき肉——200g
ごま油——小さじ2
A
　　酒——大さじ1
　　しょうゆ——大さじ2
　　ラカントS——小さじ2
　　おろししょうが（チューブ）——小さじ½

作り方

1　フライパンにごま油を熱し、ひき肉を炒める。

2　1にAを加えて汁けがなくなるまで煮詰める。保存器に入れ、冷蔵庫で保存する。
※保存期間：冷蔵庫で約7日間

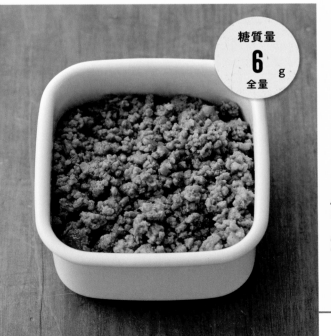

糖質量
6
g
全量

たんぱく質強化
やせWEEK

たんぱく質が不足すると筋肉量は減り、基礎代謝量が低下することで肥満につながることがあります。そのうえ肌や髪にも悪影響を及ぼします。太りにくい体への第一歩はたんぱく質を十分にとること。特に肉は糖質量が少なくたんぱく質が豊富なので、太りそうと恐れずにしっかり食べたいものです。

用意する1週間の食材リスト

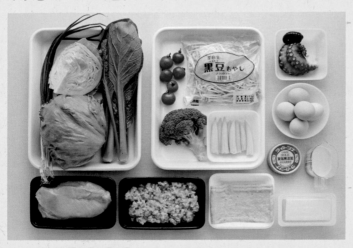

全部で2000円以内

※砂糖、しょうゆ、酒、みそ、酢などの基本調味料、桜えび、塩昆布、削り節、焼きのりなどの乾物、チーズ、わかめなどは含まれていません。最初にまとめ買いする場合は適宜冷凍したり、生鮮食材は使用タイミングに応じて買い物をするなど、ライフスタイルに合わせて活用ください。

とりむね肉	300g	300円
とりひき肉	300g	270円
ゆでだこ	250g	290円
ツナ缶	1缶(70g)	98円
卵	5個	100円
ブロッコリー	200g	77円
小松菜	100g	54円
キャベツ	300g	49円
もやし	1袋(200g)	30円
小ねぎ	25g	25円
レタス	1個(450g)	112円
ヤングコーン	120g	130円
油揚げ	2枚	100円
ミニトマト	6個(120g)	80円
絹ごし豆腐	1丁(200g)	88円
豆乳	100㎖	45円
合計		**1,848円**

MENU

	主菜	副菜	汁物
月	とりむね肉のチーズピカタ オーロラソース添え	コールスロー	わかめのみそ汁
火	たこのカルパッチョ	油揚げピザ	コンソメスープ
水	ヤンニョムチキン風	ブロッコリーのコールスロー	中華風卵スープ
木	たことブロッコリーのアヒージョ ＆油揚げのガーリックトースト風	ミニトマトのコールスロー	
金	とりひき肉のアジアン肉だんご		
土	ツナの豆腐グラタン	レタスとミニトマトの塩昆布サラダ	
日	ひき肉とゆで卵の担々スープ		

下ごしらえ

〈みそ玉を作る〉

わかめのみそ玉

材料（1回分）
みそ——大さじ1
乾燥わかめ——小さじ1
削り節——小さじ1
小ねぎの小口切り——少々

作り方
すべての材料をラップでくるみ、丸めて冷凍する。

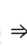⇒

〈コールスローを作る〉

コールスロー

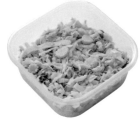

材料（3回分）
キャベツ——300g
塩——少々
ヤングコーン——60g
A ｜ マヨネーズ——大さじ1
　｜ ポン酢しょうゆ——小さじ2
　｜ 酢——大さじ1
　｜ ラカントS——小さじ1

作り方

1 キャベツはせん切りにし、塩をふって水けをきる。ヤングコーンは小口切りにする。

2 1と A を保存容器に入れてよく混ぜ合わせ、冷蔵庫で保存する。
保存期間：冷蔵庫で3〜4日間

〈週の後半に使う肉や魚介類を冷凍する〉
※それぞれ解凍して使う／下記の食材以外にも生鮮食品は適切に保存する

・とりひき肉は半分に分けてラップに包み、冷凍する。
・ゆでだこ（100g）はラップに包み冷凍する。

とりむね肉はたんぱく質量が多くおすすめ
チーズ、卵と合わせてさらにパワーアップ！

とりむね肉のチーズピカタ献立

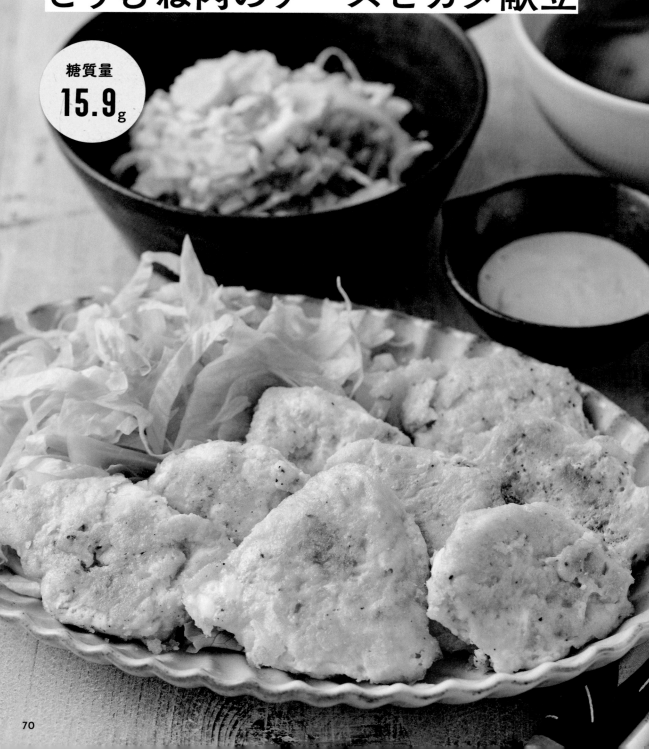

糖質量
15.9g

主菜 とりむね肉のチーズピカタ オーロラソース添え

材料（1人分）
とりむね肉——150g
塩、こしょう——各少々
おからパウダー——大さじ1
溶き卵——1個分
粉チーズ——大さじ1
オリーブオイル——大さじ1
A｜マヨネーズ——大さじ1
｜トマトケチャップ
　　——大さじ1
レタス——100g

作り方

1 とり肉はひと口大のそぎ切りにし、塩、こしょうをふっておからパウダーをまぶす。レタスは細切りにする。

2 とり肉に溶き卵、粉チーズを順にまぶす。

3 フライパンにオリーブオイルを熱し、**2**を両面焼く。器に**1**のレタスと盛り合わせる。

4 **A**を混ぜ合わせたオーロラソースを添える。

副菜 コールスロー

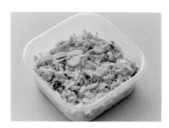

器にコールスロー（下ごしらえP69参照）の⅓量を盛る。

汁物 わかめのみそ汁

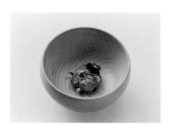

器に冷凍わかめのみそ玉（下ごしらえP69参照）を入れ、熱湯250㎖を注いでよく混ぜる。

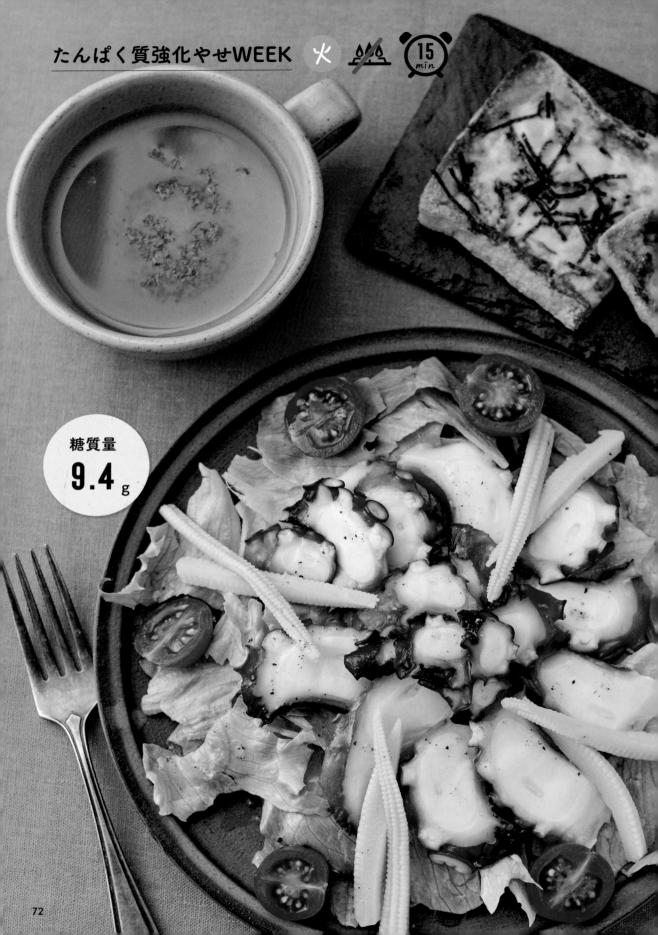

糖質量
9.4g

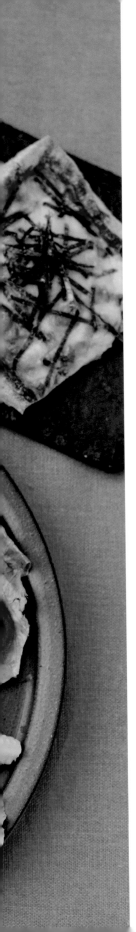

たんぱく質のほかビタミンB$_{12}$を含むたこは栄養豊富
火を使わないメニューなら手軽

たこのカルパッチョ献立

主菜 たこのカルパッチョ

材料 (1人分)
ゆでだこ——150g
レタス——100g
ミニトマト——3個
ヤングコーン——60g

A
- オリーブオイル——大さじ1
- 酢——大さじ1
- レモン汁——小さじ1
- 塩、こしょう——各少々

作り方

1 たこは薄切りにし、レタスはひと口大にちぎる。ミニトマトは半分に切り、ヤングコーンは縦4等分に切る。

2 Aは合わせておく。

3 器に1のレタス、たこ、ミニトマト、ヤングコーンを盛り合わせ、2を回しかける。

副菜 油揚げピザ

材料 (1人分)
油揚げ——1枚

A
- マヨネーズ——大さじ1
- しょうゆ——大さじ½

小ねぎ——適量
ピザ用チーズ——20g
刻みのり——適量

作り方

1 油揚げは長辺を半分に切る。小ねぎは小口切りにする。

2 1の油揚げに混ぜ合わせたAを塗り、1の小ねぎ、ピザ用チーズ、刻みのりを順にのせ、オーブントースターで約5分焼く。

汁物 コンソメスープ

材料 (1人分)

A
- 水——250㎖
- 顆粒コンソメスープの素——小さじ½
- 塩、こしょう——各少々

ドライパセリ——少々

作り方

耐熱カップにAを入れてふんわりとラップをし、500Wの電子レンジで約3分加熱する。ドライパセリを散らす。

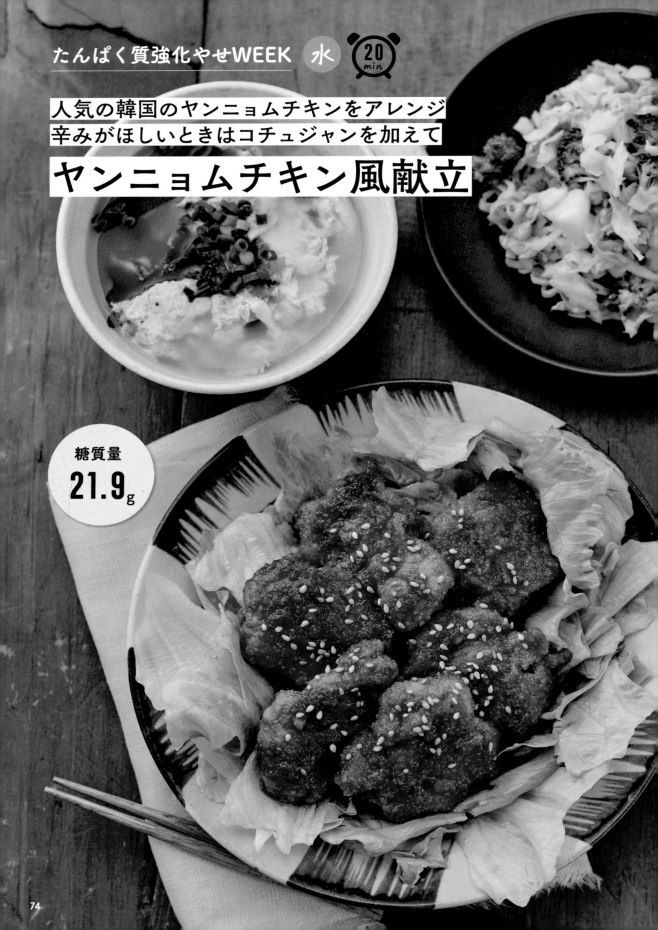

人気の韓国のヤンニョムチキンをアレンジ
辛みがほしいときはコチュジャンを加えて

ヤンニョムチキン風献立

糖質量
21.9g

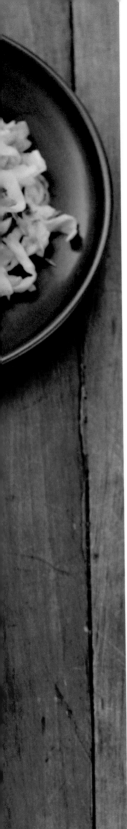

主菜 ヤンニョムチキン風

材料 （1人分）

とりむね肉——150g

A
: 酒——大さじ1
: おろしにんにく（チューブ）——2cm
: 塩、こしょう——各少々

おからパウダー——大さじ2

B
: トマトケチャップ——大さじ2
: しょうゆ——大さじ1
: ラカントS——小さじ1

ラード（または揚げ油）——大さじ3
レタス——100g
白いりごま——少々

作り方

1 とり肉はひと口大に切り、ポリ袋にAと入れてよくもみ、10分おく。

2 1におからパウダーを加え、袋をふってまぶす。

3 鍋にラード（または揚げ油）を熱して2のとり肉を両面揚げ焼きにし、混ぜ合わせたBをからめる。

4 器にちぎったレタスを敷いて3のとり肉を盛り、ごまを散らす。

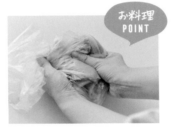

お料理 POINT

ポリ袋にとり肉を入れ、調味料を加えて袋ごともんで下味をつける。

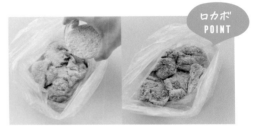

ロカボ POINT

小麦粉の代わりにおからパウダーをまぶす。つけすぎないこと。

副菜 ブロッコリーのコールスロー

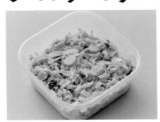

コールスロー（下ごしらえP69参照）の⅓量に、ゆでて粗みじん切りにしたブロッコリー20gを混ぜ、器に盛る。

汁物 中華風卵スープ

材料 （1人分）

水——250mℓ
とりガラスープの素——小さじ½
溶き卵——1個分
塩、こしょう——各少々
乾燥わかめ——小さじ1
小ねぎの小口切り——少々

作り方

1 耐熱カップに小ねぎ以外の材料を入れてふんわりとラップをし、500Wの電子レンジで約3分加熱する。

2 1に小ねぎを散らす。

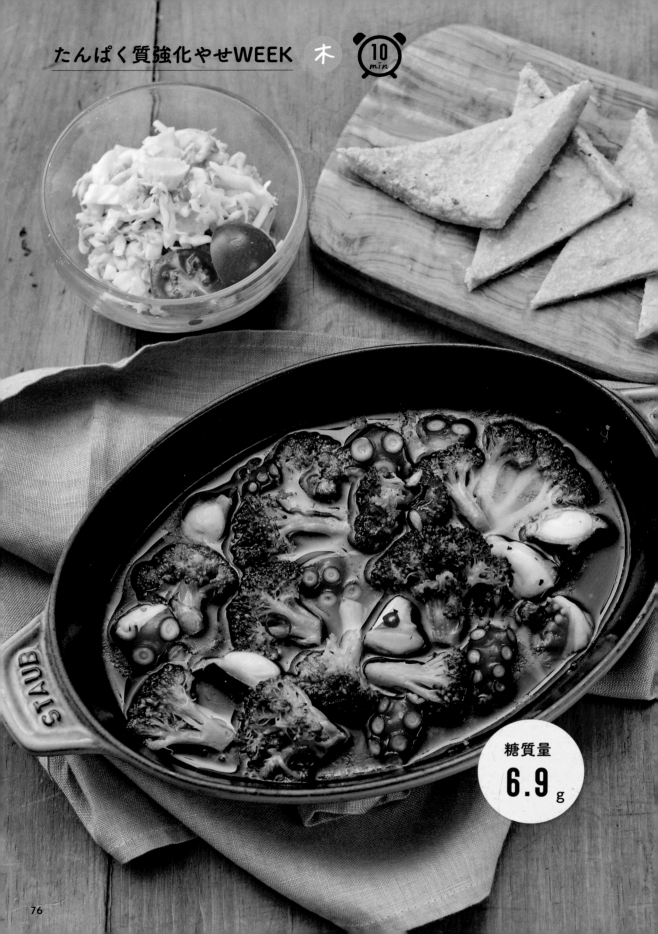

糖質量
6.9g

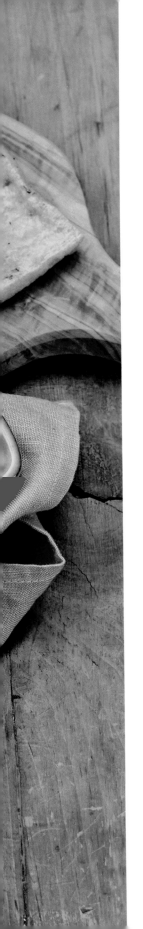

ローカーボダイエットに必要な脂質
良質なオリーブオイルをたっぷりと

たことブロッコリーの
アヒージョ献立

主菜 たことブロッコリーの
アヒージョ&
油揚げのガーリックトースト風

材料（1人分）
ゆでだこ——100g
ブロッコリー——100g
油揚げ——1枚
おろしにんにく（チューブ）
　　——4cm
オリーブオイル——150mℓ
塩、こしょう——各少々
赤とうがらしの小口切り
　　——少々

作り方

1 油揚げのガーリックトースト風を作る。油揚げは食べやすい大きさに切り、にんにく半量を塗って、オーブントースターで両面がカリッとなるまで焼く。

2 たことブロッコリーはひと口大に切る。

3 小さめのフライパンにオリーブオイル、残りのにんにく、赤とうがらしを入れて熱し、**2**を加えてふたをして火を通し、塩、こしょうで味をととのえる。

4 器に**3**を盛り、**1**を添える。

副菜 ミニトマトのコールスロー

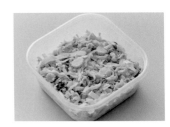

器にコールスロー（下ごしらえP69参照）の⅓量を盛る。ミニトマト1個を半分に切って添える。

高たんぱくのとりひき肉で作る肉だんご
ナンプラーでエスニック味に

とりひき肉のアジアン
肉だんご献立

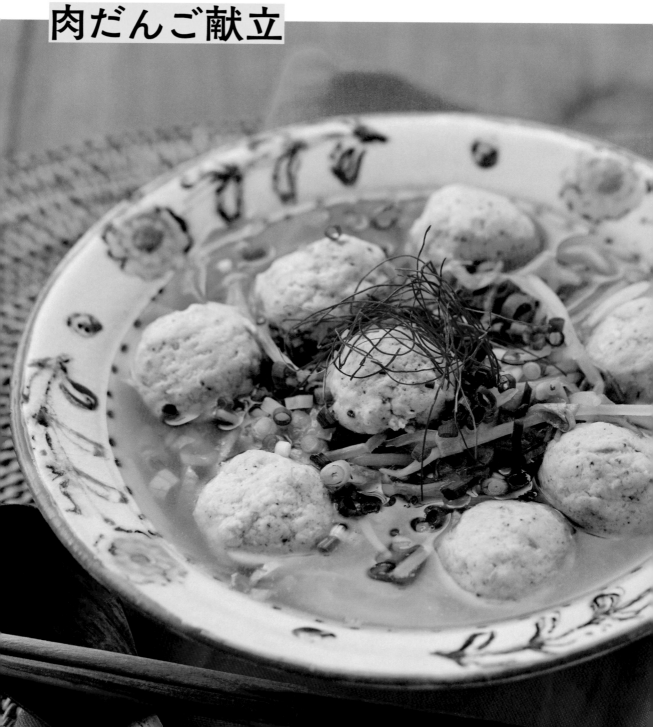

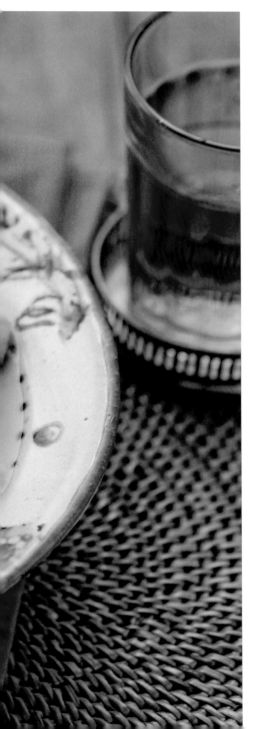

糖質量
4.2 g

主菜

とりひき肉の
アジアン肉だんご

材料（1人分）

とりひき肉——150g
もやし——100g
レタス——100g
とりガラスープの素
　——小さじ1

水——300㎖
ナンプラー——少々
塩、こしょう——各適量
小ねぎ——5g
ラー油、糸とうがらし——各適宜

作り方

1 レタスはせん切り、小ねぎ
　は小口切りにする。

2 ボウルにひき肉と塩、こ
　しょうを入れてよく混ぜ合
　わせる。

3 鍋に水、スープの素を入れ
　て煮立て、2をひと口大に
　丸めて加えて煮る。

4 肉だんごに火が通ったら、
　もやし、1のレタス、ナン
　プラーを加えてさっと煮て、
　塩、こしょうで味をととの
　える。

5 器に4を盛り、1の小ねぎ
　を散らす。お好みでラー油
　をたらし、糸とうがらしを
　添える。

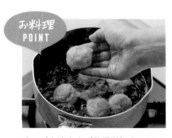

お料理
POINT

手にごま油少々（分量外）をつけて
ひき肉をだんご状に丸め、スープへ。

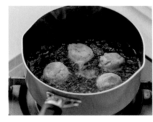

肉だんごに火が通るまで煮る。

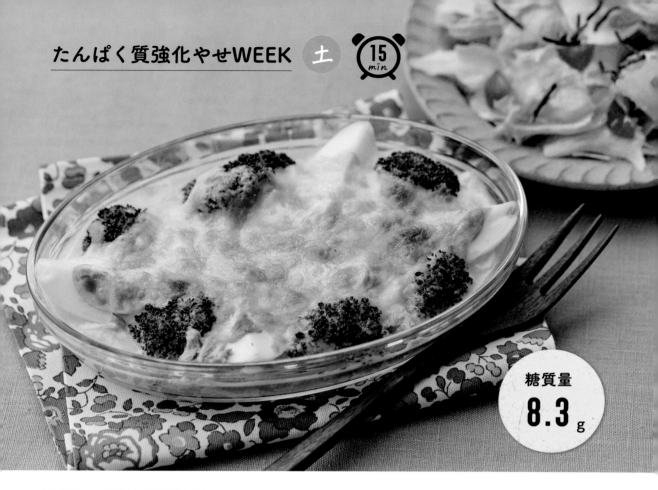

糖質量
8.3 g

豆腐、卵、ツナ、チーズとたんぱく質満載の1品
豆腐は電子レンジで水きりして

ツナの豆腐グラタン献立

主菜
ツナの豆腐グラタン

材料（1人分）
ツナ缶——1缶
絹ごし豆腐——200g
ブロッコリー——80g
ゆで卵——1個
A｜溶き卵——1個分
　｜マヨネーズ——大さじ1
　｜顆粒コンソメスープの素
　｜——小さじ½
ピザ用チーズ——50g

作り方

1 豆腐はペーパータオルで包んで耐熱皿にのせ、ラップをせずに500Wの電子レンジで約2分加熱する。ブロッコリーは小房に分けてさっとゆでる。ゆで卵は縦4等分に切る。

2 グラタン皿にくずした1の豆腐、合わせたA、1のブロッコリー、缶汁をきったツナ、1のゆで卵をのせてチーズを散らし、オーブントースターで約10分焼く。

副菜
レタスとミニトマトの塩昆布サラダ

材料（1人分）
レタス——50g
ミニトマト——2個
A｜オリーブオイル——大さじ1
　｜酢——大さじ1
　｜レモン汁——小さじ1
塩昆布——少々

作り方

1 レタスはひと口大に切り、ミニトマトは粗みじん切りにする。Aは合わせておく。

2 器に1のレタスとミニトマトを盛り合わせ、塩昆布を散らし1のAを回しかける。

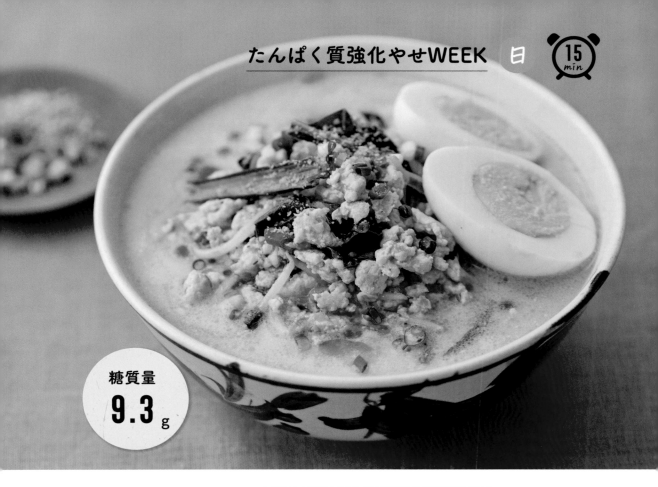

糖質量
9.3 g

1品だけで満足感のあるスープ 辛みはお好みで調整して

ひき肉とゆで卵の担々スープ献立

主菜

ひき肉とゆで卵の担々スープ

材料（1人分）
とりひき肉——150g
ゆで卵——1個
小松菜——100g
もやし——100g
小ねぎ——5g
おろししょうが（チューブ）——2㎝
豆板醤——小さじ½
とりガラスープの素——小さじ1
水——100㎖
豆乳——100㎖
みそ——大さじ1
ごま油——小さじ2
ラー油、白すりごま——各適宜

作り方

1 ゆで卵は縦半分に切る。小松菜は5㎝の長さに切り、小ねぎは小口切りにする。

2 フライパンにごま油を熱し、しょうが、ひき肉を炒め、豆板醤を加える。

3 2に1の小松菜、スープの素、水を加えて煮立たせ、小松菜に火が通ったらもやし、豆乳を加えてひと煮立ちさせる。仕上げにみそを溶き入れる。

4 器に3を盛って1のゆで卵をのせ、1の小ねぎを散らす。お好みでラー油をかけ、ごまをふる。

ガマン不要のスイーツ

ローカーボのスイーツならダイエット中でも食べられます。
夜より1日の活動前の朝に食べる方がおすすめ。
前夜に作って朝ご飯のデザートとして食べると、よりいいですね。

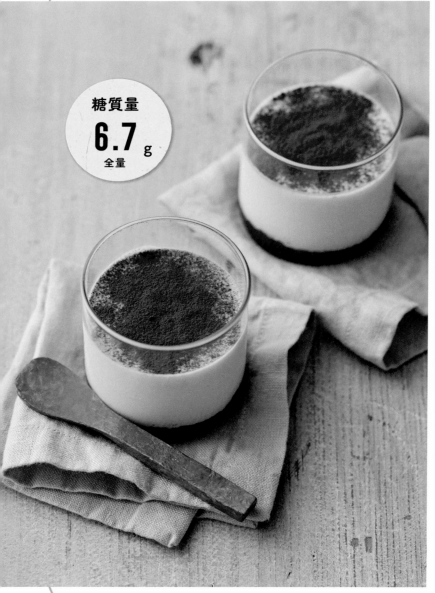

糖質量
6.7 g
全量

クリームチーズの
コクとココアの苦みが
ポイント

豆腐
ティラミス

材料（作りやすい分量）

絹ごし豆腐——100g
クリームチーズ——100g

A | ラカントS——大さじ1
　　| レモン汁——小さじ1

B | おからパウダー
　　　——大さじ1
　　| インスタントコーヒー
　　　——大さじ½
　　| 湯——大さじ2
　　| ラカントS——小さじ1

ココアパウダー——5g

作り方

1 豆腐はざるに上げ、水きりをする。クリームチーズは常温にもどす。

2 ボウルに**1**、**A**を入れ、泡立て器でなめらかになるまでよく混ぜる。

3 グラスに混ぜ合わせた**B**を入れ、**2**を上から入れたらココアパウダーをかける。

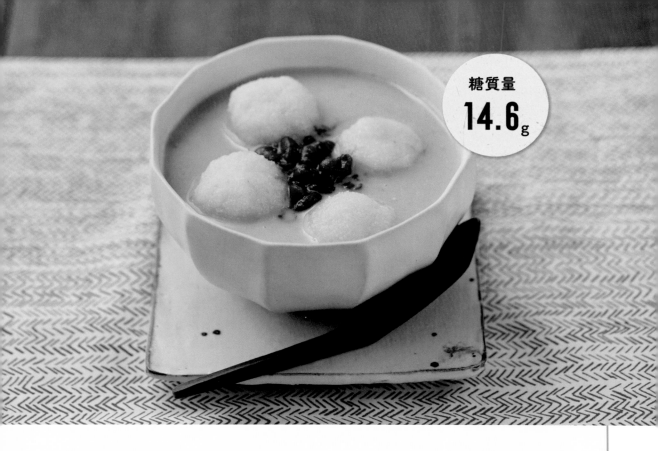

和のスイーツだって低糖質ならOK

おからで白玉風ぜんざい

材料 (1人分)

A
- おからパウダー——12g
- 片栗粉——10g
- 水——60㎖

B
- ゆであずき——30g
- ラカントS——大さじ1
- アーモンドミルク——150㎖

飾り用ゆであずき——少々

作り方

1 ボウルに **A** を入れてよく混ぜ、ひと口大に丸める。

2 鍋に湯を沸かし、**1** を入れて弱火で4〜5分、火が通るまでゆで、ざるに上げる。

3 小鍋に **B** を入れ、弱火で煮詰め、火を止めて **2** を加えて混ぜる。

4 器に **3** を盛り、あずきを飾る。

お料理 POINT

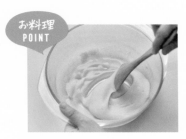

水とおからパウダー、片栗粉をよく混ぜる。

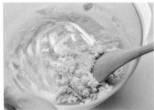

かたさをみて、やわらかすぎたらおからパウダー（分量外）を加える。

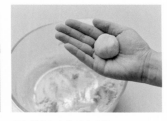

ひと口大に丸めてゆでる。

糖質量 14.6g

見た目も美しい ひんやりデザート
カッサータ

材料（12×8cmパウンド型分）
クリームチーズ——100g
生クリーム——100ml
ラカントS——大さじ2
ミックスナッツ——40g
冷凍ミックスベリー——40g

作り方

1 ミックスナッツ、冷凍ミックスベリーは粗みじん切りにする。

2 ボウルにクリームチーズ、ラカントSを入れてよく混ぜる。

3 別のボウルに生クリームを8分立てに泡立て、**2**のボウルに3回に分けて加え、よく混ぜる。

4 **3**に**1**を加えて混ぜ、ラップを敷いたパウンド型に入れて2時間以上冷凍する。

5 お好みの大きさに切って器に盛る。

糖質量
11.3g
全量

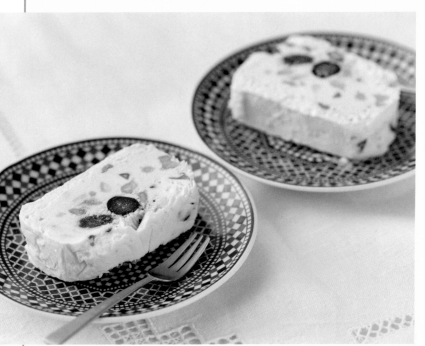

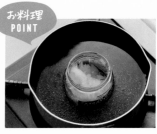

COLUMN **4** ガマン不要のスイーツ

ココナッツの風味豊かな低糖質チョコレート
ココナッツオイルチョコ

材料（13×8cmバット型分）
ココナッツオイル——50g
ココアパウダー——大さじ1
ラカントS ——大さじ½
ココナッツパウダー——適量
ナッツ（ココナッツ、
　アーモンドなど）——適量

作り方

1 ココナッツオイルは湯せんして液状になるまで溶かす。ナッツ類は小さく砕く。

2 ボウルに**1**、残りの材料を入れて混ぜる。

3 ラップを敷いたバット型に**2**を入れ、冷蔵庫で30分以上冷やしかためる。

4 お好みの大きさに砕いて器に盛る。

お料理 POINT

ココナッツオイルがかたまっていたら、びんごと湯につけて溶かす。

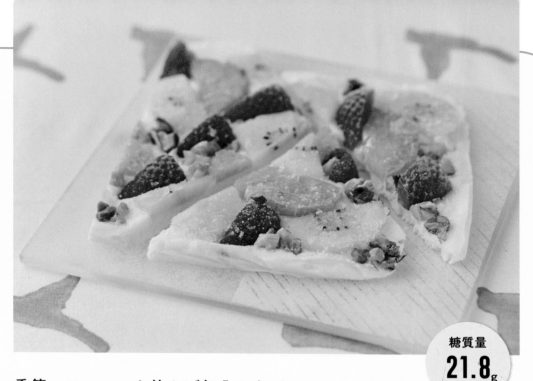

糖質量
21.8g
全量

季節のフルーツを使えば気分も上がる!

ヨーグルトバーク

材料（15×10cmバット型分）
プレーンヨーグルト——200g
ラカントS（シロップ）
　　——大さじ1½
オレンジ——30g
いちご——30g
キウイ——½個
ミックスナッツ——10g

作り方

1 ヨーグルトはラカントSを加えてよく混ぜ、ラップを敷いたバット型に流し入れる。

2 オレンジ、キウイ、いちご、ミックスナッツは食べやすい大きさに切る。

3 1に2のオレンジ、キウイ、いちご、ミックスナッツをのせてラップをし、冷凍庫で約3〜4時間冷やす。

4 3をお好みの大きさに切って器に盛る。

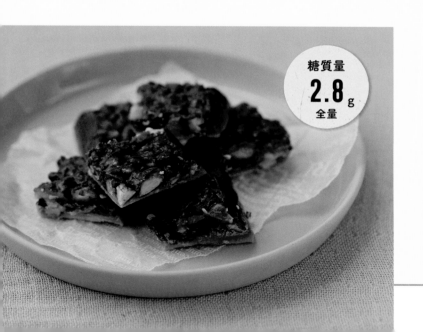

糖質量
2.8g
全量

PART
5

豪華だけどローカーボ

ローカーボ（低炭水化物）はハイプロテイン（高たんぱく質）とハイファット（高脂肪）がセット。肉や魚、オイルもたくさんとり入れられるから、華やかなおもてなしメニューだって作れます。太りにくいメニューを集めて、ローカーボパーティを開いてみませんか。

20min
（余熱を通す時間を除く）

牛肉の赤身は良質なたんぱく質
おいしくてヘルシーなごちそう

フライパンローストビーフ

材料（作りやすい分量）
牛ももかたまり肉——200g
塩、粗びき黒こしょう——各適量
A ┌ トマトケチャップ
　　——大さじ1
　├ 赤ワイン（料理酒でも）
　　——大さじ1
　├ 水——大さじ1
　├ オイスターソース
　　——大さじ1
ベビーリーフ——適量
オリーブオイル——大さじ1

作り方
1 牛肉は塩、黒こしょうをふる。

2 フライパンにオリーブオイルを熱し、**1**の表面に焼き色がつくまで焼く。

3 **2**を取り出してアルミホイルで二重に包み、さらにふきんで包んで約1時間おく。

4 **2**のフライパンに**A**を加え、煮詰める。

5 **3**を薄切りにして器に盛り、ベビーリーフと**4**のソースを添える。

お料理POINT

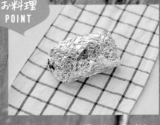

アルミホイルで二重にすっぽり包む。

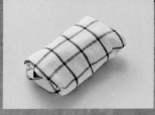

さらにふきんで包み、余熱を通す。

糖質量
9.3g
全量

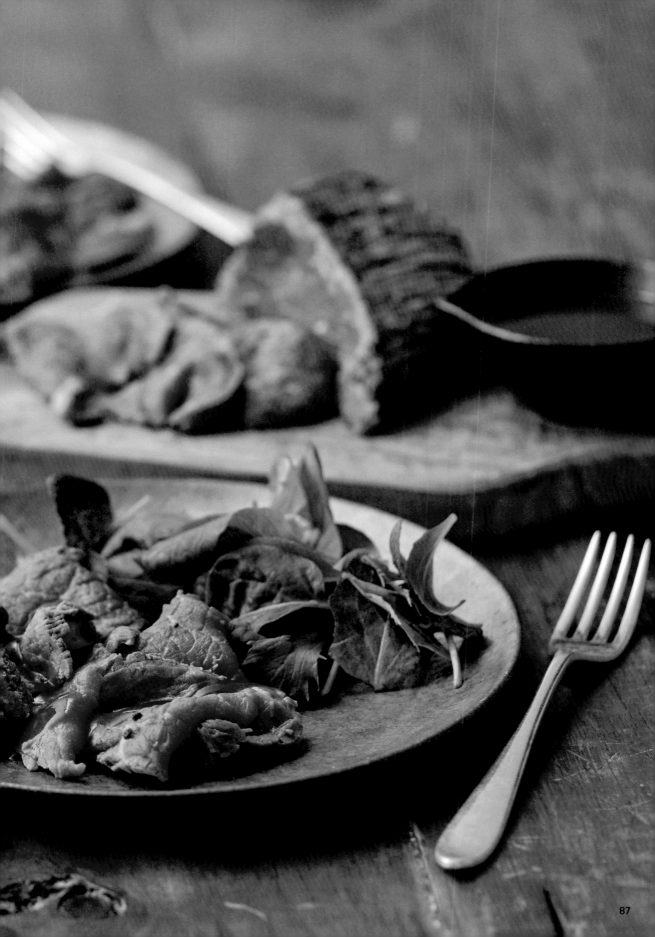

魚介のうまみが引き出されるワイン蒸し
お好みの具材を入れて

アクアパッツア

糖質量
4.1 g

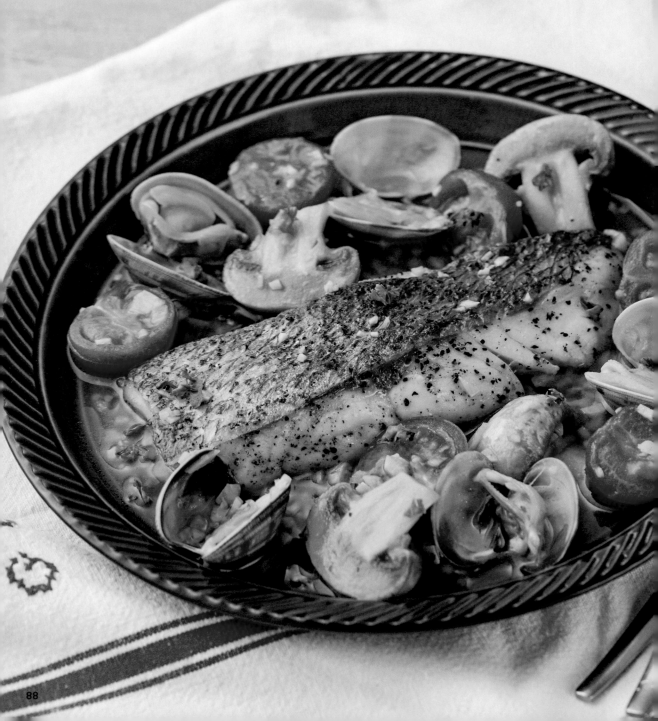

材料（1人分）

鯛——1切れ
塩、粗びき黒こしょう——各少々
あさり——50g
ミニトマト——3個
マッシュルーム——2個
にんにく——1片
オリーブオイル——大さじ1
A ┃ 白ワイン（または酒）——大さじ2
  ┃ 水——30mℓ
刻みパセリ——少々

作り方

1 鯛は塩、黒こしょうをふってしばらくおき、ペーパータオルで水けを拭き取る。あさりは殻をこすり合わせてよく洗う。ミニトマト、マッシュルームは半分に切る。にんにくはみじん切りにする。

2 フライパンにオリーブオイルを熱し、**1**の鯛を両面焼き、にんにく、ミニトマト、マッシュルーム、あさりを加えて炒め、**A**を加えてふたをし、あさりの殻が開くまで蒸し煮にする。

3 あさりの殻が開いたら**2**を器に盛り、パセリを散らす。

お料理
POINT

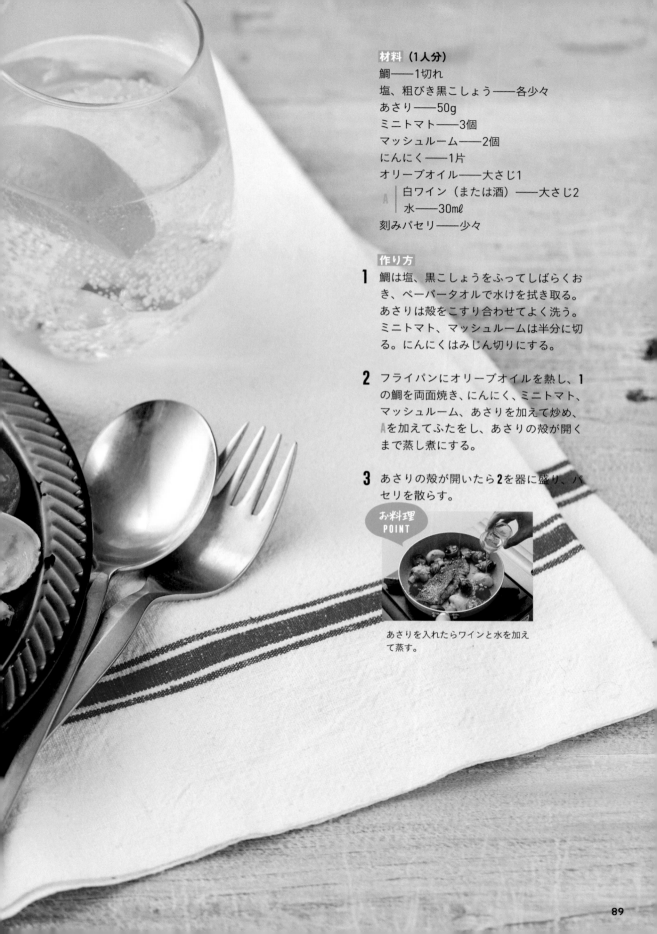

あさりを入れたらワインと水を加えて蒸す。

豪華だけどローカーボ **20** min

こんなにたくさん食べても大丈夫！
とりもも肉とチーズでボリューム満点

チキンのトマトチーズ焼き

材料（1人分）

とりもも肉——150g
塩、こしょう——各少々
玉ねぎ——30g
にんにく——1片

A
　トマト水煮缶——150g
　顆粒コンソメスープの素
　　——小さじ½
　塩、こしょう——各少々

ピザ用チーズ——20g
オリーブオイル——小さじ2
刻みパセリ——適宜

糖質量
10.7g

作り方

1 とり肉はフォークで両面を刺し、塩、こ
しょうをふる。玉ねぎとにんにくはみじ
ん切りにする。

2 フライパンにオリーブオイルを熱し、**1**
のとり肉の皮目から約10分中弱火で両
面焼き、取り出す。

3 **2**のフライパンに**1**のにんにく、玉ねぎ
を加えて炒め、**A**を加えて2〜3分煮る。

4 とり肉を戻し入れ、チーズをのせてふた
をして煮る。チーズが溶けたら器に盛
る。お好みでパセリを散らす。

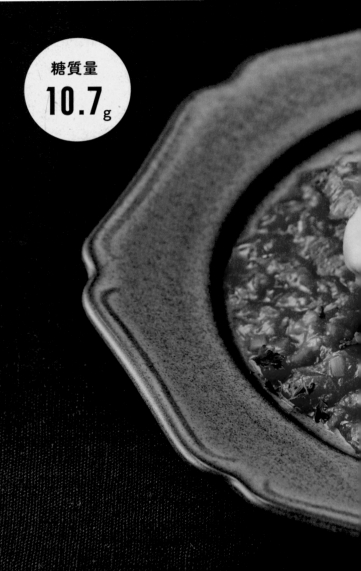

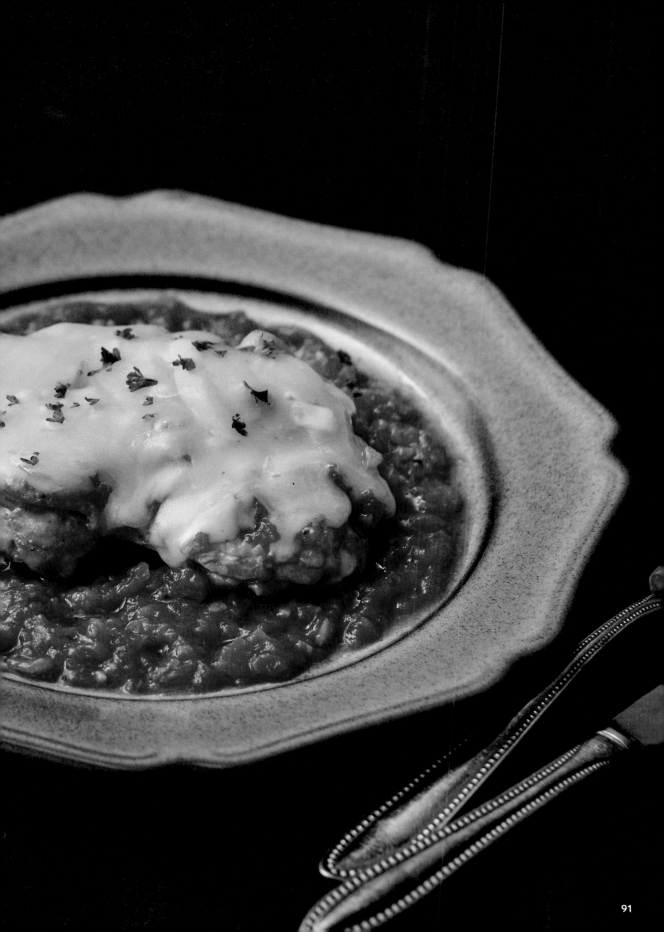

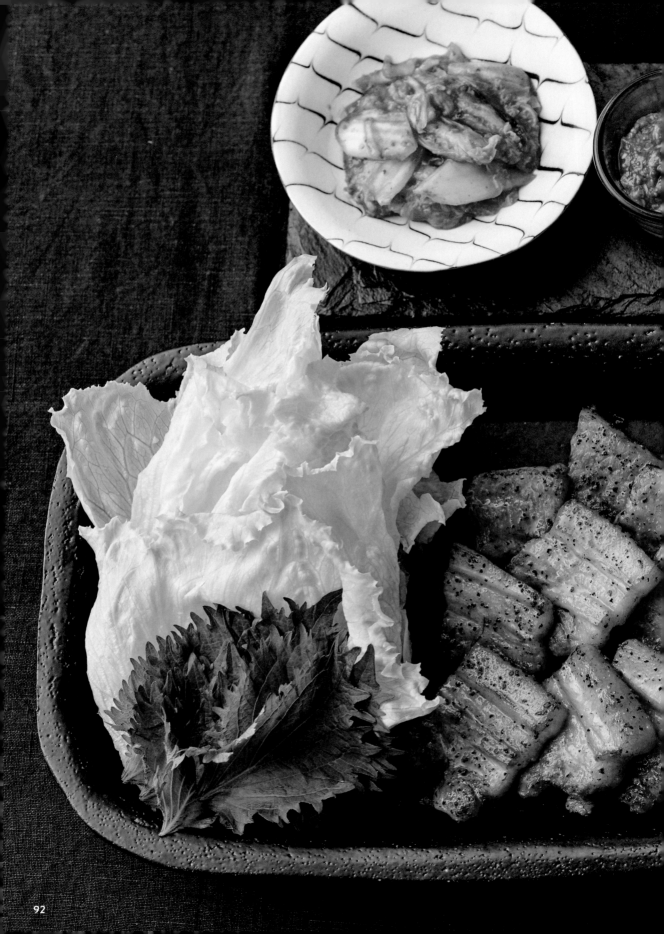

ローカーボダイエットなら豚バラ肉もOK
こんがり焼いてレタスに包んで

サムギョプサル

材料（作りやすい分量）

豚バラかたまり肉——300g
粗びき黒こしょう——適量
白菜キムチ——50g
レタス——100g
青じそ——5枚
にんにく——1片

A
みそ——大さじ½
しょうゆ——小さじ1
おろししょうが（チューブ）
——2cm
ラカントS——小さじ1
白すりごま——小さじ1

ごま油——小さじ1

作り方

1 豚肉は1cm幅に切り、黒こしょうをふる。レタスは食べやすい大きさに切り、にんにくは薄切りにする。Aは合わせておく。

2 フライパンにごま油を熱し、**1**のにんにくを炒め、豚肉を入れて両面焼く。

3 器に**1**のレタス、青じそ、**2**の豚肉を盛り合わせ、キムチ、Aを添える。

糖質量
8.3g
全量

にんにくの風味とピリッと辛いとうがらしで
お酒にもぴったり。糖質0gのパスタであえても

ガーリックシュリンプ

材料（1人分）

えび——中6尾
にんにく——1片
オリーブオイル——大さじ2
赤とうがらしの
　小口切り——少々
塩、こしょう——各少々
白ワイン——30㎖
バター——5g

作り方

1 えびは楊枝で背わたを取る。にんにくは
　みじん切りにする。

2 フライパンにオリーブオイルを熱し、**1**
　のにんにくと赤とうがらしを炒め、香り
　が出たら**1**のえびを加える。

3 塩、こしょう、白ワインをふってふたを
　して蒸し煮にし、火が通ったら火を止
　め、バターを加える。

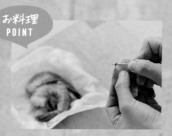

お料理
POINT

えびは背わただけ楊枝などで除き、
殻ごと調理する。

糖質量
2.2 g

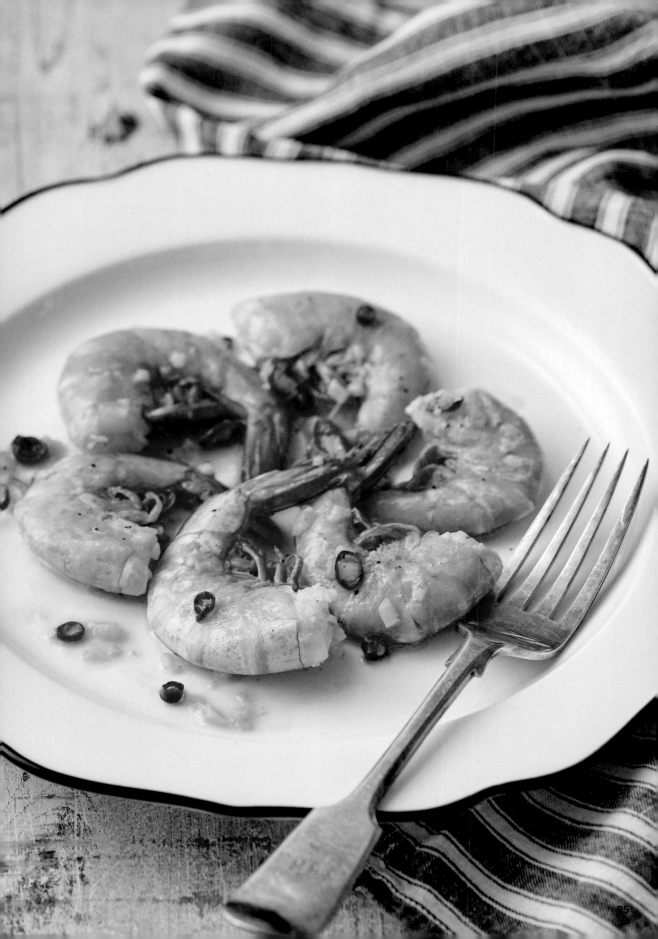

豪華だけどローカーボ

ご飯は豆腐でできたソイライスだから安心
照り焼き味がよくマッチ

ソイライスのとり照りたま丼

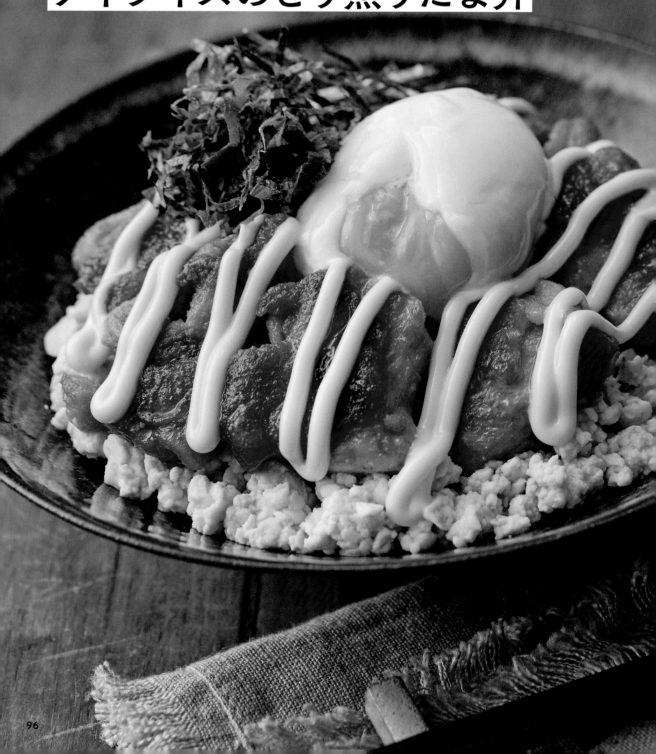

材料（1人分）

もめん豆腐——400g
とりもも肉——150g
塩、こしょう——各少々
おからパウダー——大さじ1

A
酒——大さじ1
しょうゆ——大さじ1
ラカントS——小さじ1

温泉卵——1個
ごま油——小さじ2
青じそ——2枚
刻みのり——適宜
マヨネーズ——適宜

作り方

1 豆腐はざるに上げて水きりをし、フライパンでパラパラになるまで炒めて器に盛る。

2 とり肉は食べやすい大きさに切り、塩、こしょうをふっておからパウダーをまぶす。

3 フライパンにごま油を熱し、2を両面こんがりと焼き、Aを加えて煮詰める。

4 1に3のとり肉をのせ、お好みでマヨネーズをかける。温泉卵、せん切りにした青じそ、お好みで刻みのりを添える。

ロカボ POINT

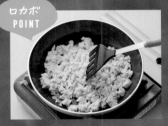

ローカーボの豆腐をご飯に。パラパラに炒めるのがコツ。

糖質量
6.1 g

8 min

ご飯はカリフラワーでひと工夫
家族や友人と楽しく食べたい

ローカーボ手巻き寿司

材料（1〜2人分）
冷凍カリフラワーライス（市販品）
　　——200g
アボカド——1個
マヨネーズ——大さじ2
サラダ菜——適量
焼きのり——適量
お好みの刺し身（マグロ、
　　サーモンなど）——各適量
貝割れ大根——適量
しょうゆ——適宜

作り方

1　カリフラワーライスは500Wの電子レンジで約2分加熱し、水けをきる。

2　ボウルに**1**、皮をむいたアボカド、マヨネーズを加えてよく混ぜて器に盛る。

3　のりにサラダ菜、**2**、刺し身、貝割れ大根をのせて巻き、お好みでしょうゆを添える。

※カリフラワーライスが手に入らないときは、カリフラワー200gをみじん切りにして電子レンジで約2分加熱して水けをきって使う。

お料理 POINT

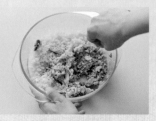

カリフラワーライスにアボカドとマヨネーズを加えて混ぜる。

フォークでアボカドをつぶすようにして混ぜる。

ロカボ POINT

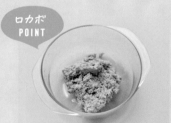

どちらも低糖質のカリフラワーとアボカドをご飯の代わりに。

糖質量
9.8g
全量

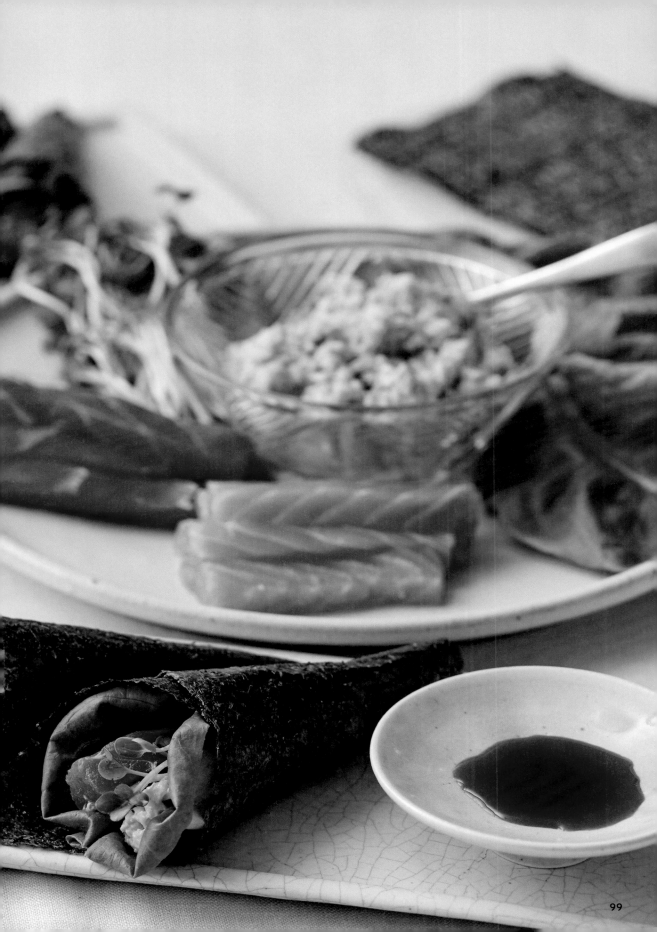

たった８分！

忙しいときの
時短レシピ

毎日の食事が簡単スピーディに作れることが、ダイエットを長続きさせるコツです。身近な食材で手をかけず、おいしいレシピをご紹介します。主菜からおつまみまで、どれも8分あればできちゃうものばかり！ ローカーボを手軽に始めましょう。

材料（1人分）

豚バラ薄切り肉——100g
豆苗——½パック
塩、こしょう——各少々

A
白すりごま——小さじ1
ポン酢しょうゆ
——小さじ2
ごま油——小さじ2

粗びき黒こしょう——少々

作り方

1 豆苗は根元を切り落とし、半分の長さに切って豚肉で巻き、塩、こしょうをふる。

2 耐熱皿に1を並べ、ふんわりとラップをかけて500Wの電子レンジで約5分加熱する。

3 器に2を盛り、混ぜ合わせたAを回しかけ、黒こしょうをふる。

お料理 POINT

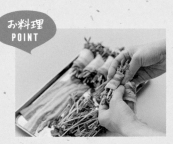

豆苗を置いてくるっと巻く。肉は薄切りが巻きやすい。

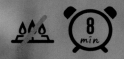

電子レンジで作る肉巻きはお弁当にも最適
豆苗のほかお好みの野菜を巻いてもOK

豆苗の豚バラ巻き
ごまポン酢

糖質量
2.8g

（きくらげの戻し時間を除く）

中華風のピリ辛でコクのある味わい
トマトの酸味もきいている

豚肉とトマトの
ふんわり卵炒め

材料（1人分）

豚こま切れ肉——100g
溶き卵——1個分
トマト——1個
乾燥きくらげ——5g

A | オイスターソース
　——小さじ2
豆板醤——小さじ½

ごま油——小さじ2
おろししょうが（チューブ）
　——2cm
おろしにんにく（チューブ）
　——2cm
塩、こしょう——各少々

作り方

1 トマトはひと口大に切る。きくらげは水につけてもどし、食べやすく切る。

2 フライパンにごま油小さじ1を熱し、溶き卵を加えてへらで大きく混ぜながら火を通し、取り出す。

3 2のフライパンにごま油小さじ1を足し、豚肉、にんにく、しょうがを入れて炒め、肉の色が変わったら1のトマト、きくらげを加えて炒める。

4 2の卵、Aを加えてざっと炒め、塩、こしょうで味をととのえて器に盛る。

お料理
POINT

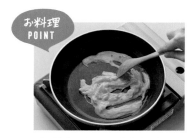

卵が半熟になったら大きくかき混ぜ、
すぐに火を止める。

糖質量
7.7g

102

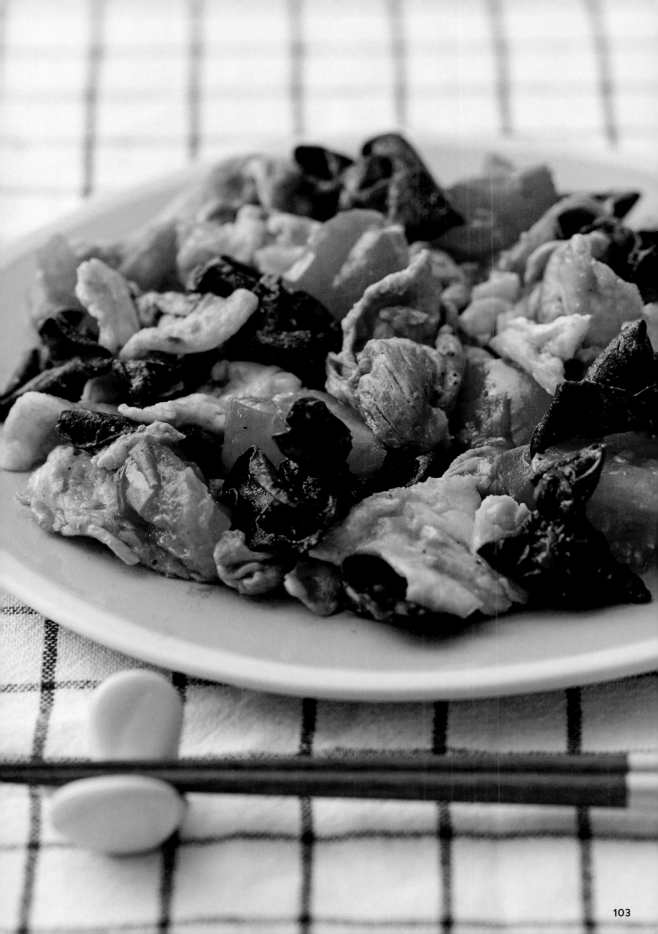

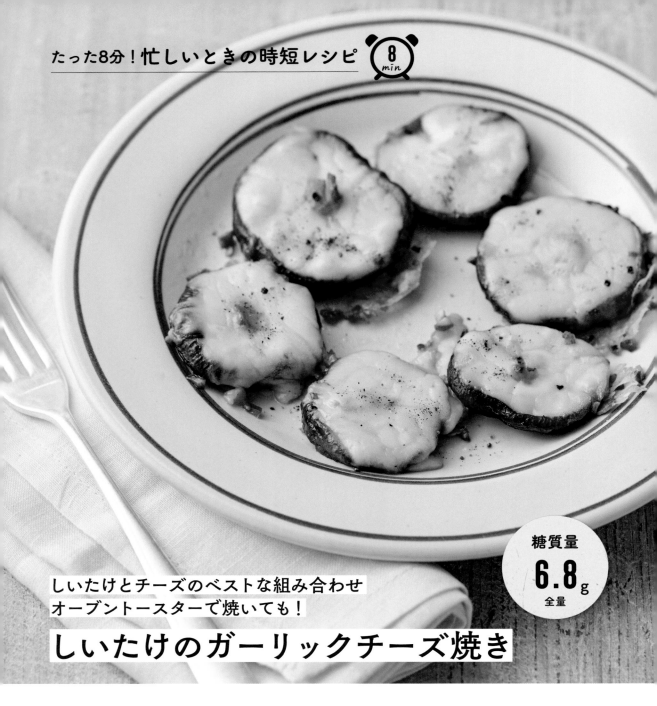

糖質量
6.8g
全量

しいたけとチーズのベストな組み合わせ
オーブントースターで焼いても！

しいたけのガーリックチーズ焼き

材料（作りやすい分量）
生しいたけ——6枚
ピザ用チーズ——40g
にんにく——1片
バター——10g
塩、粗びき黒こしょう
　　——各少々

作り方

1 しいたけは石づきを取る。にんにくはみじん切りにする。

2 フライパンにバターを溶かして**1**のにんにくを炒め、香りが出たら**1**のしいたけを加え、カサの内側から焼く。

3 **2**を裏返して塩、黒こしょうをふり、チーズをのせてふたをし、弱火でチーズが溶けるまで焼き、器に盛る。お好みでさらに黒こしょうをふる。

お料理
POINT

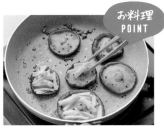

しいたけのカサの内側にチーズをのせて焼く。

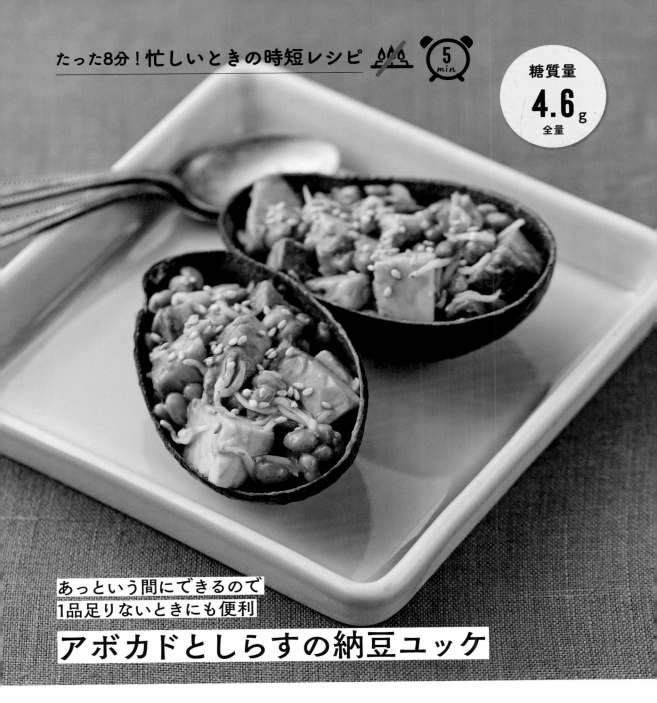

糖質量 4.6g 全量

あっという間にできるので
1品足りないときにも便利

アボカドとしらすの納豆ユッケ

材料（作りやすい分量）
アボカド——1個
納豆——1パック
しらす——適量
A ┃ ごま油——大さじ½
  ┃ しょうゆ——小さじ2
白いりごま——適量

作り方

1 アボカドは縦半分に切って種を除き、ていねいに皮から中身をはがし皮は取り置く。中身は1cmの角切りにする。

2 ボウルに**1**のアボカド、納豆、**A**を入れて混ぜ、しらすを加えて混ぜる。

3 アボカドの皮を器にして**2**を入れ、ごまを散らす。

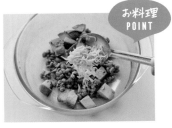

お料理POINT

納豆の粘りが出るまで混ぜたらしらすを加える。

混ぜるだけで超簡単
カリフラワーライスと合わせて昼食にも
豆腐とさば缶の冷や汁

材料（1〜2人分）

さば水煮缶——100g
もめん豆腐——200g
きゅうり——½本
青じそ——2枚
みそ——大さじ1
白だし——小さじ½
水——200㎖
白いりごま——小さじ1

作り方

1 きゅうりは薄切りに、青じそはせん切りにする。

2 器にみそ、白だし、水を入れてみそを溶かし、ごまを加えてよく混ぜる。

3 2にくずした豆腐、1のきゅうり、缶汁をきったさばを加え、1の青じそをのせる。
※カリフラワーライスを添えてもよい。

お料理 POINT

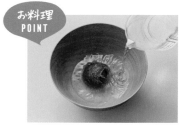

器にみそを入れ、白だしと水を注いでみそをまず溶かす。

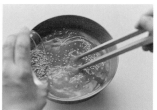

ごまを加えてさらによく混ぜる。

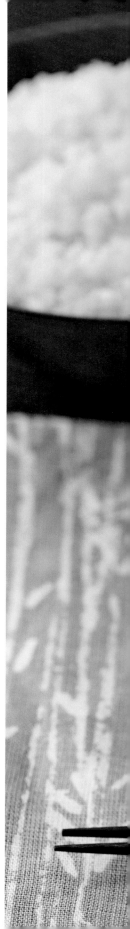

糖質量
5.9 g

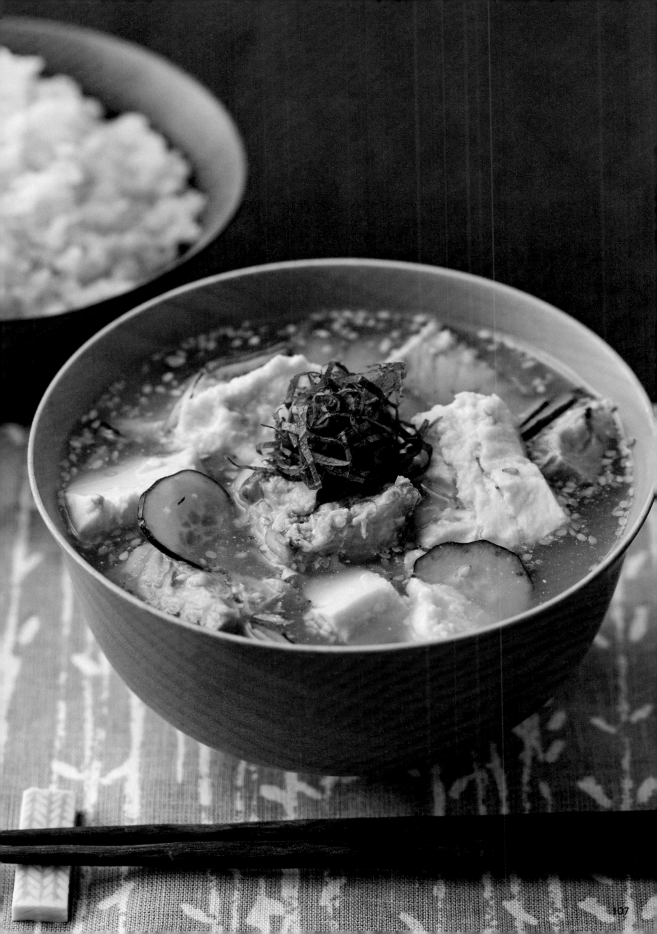

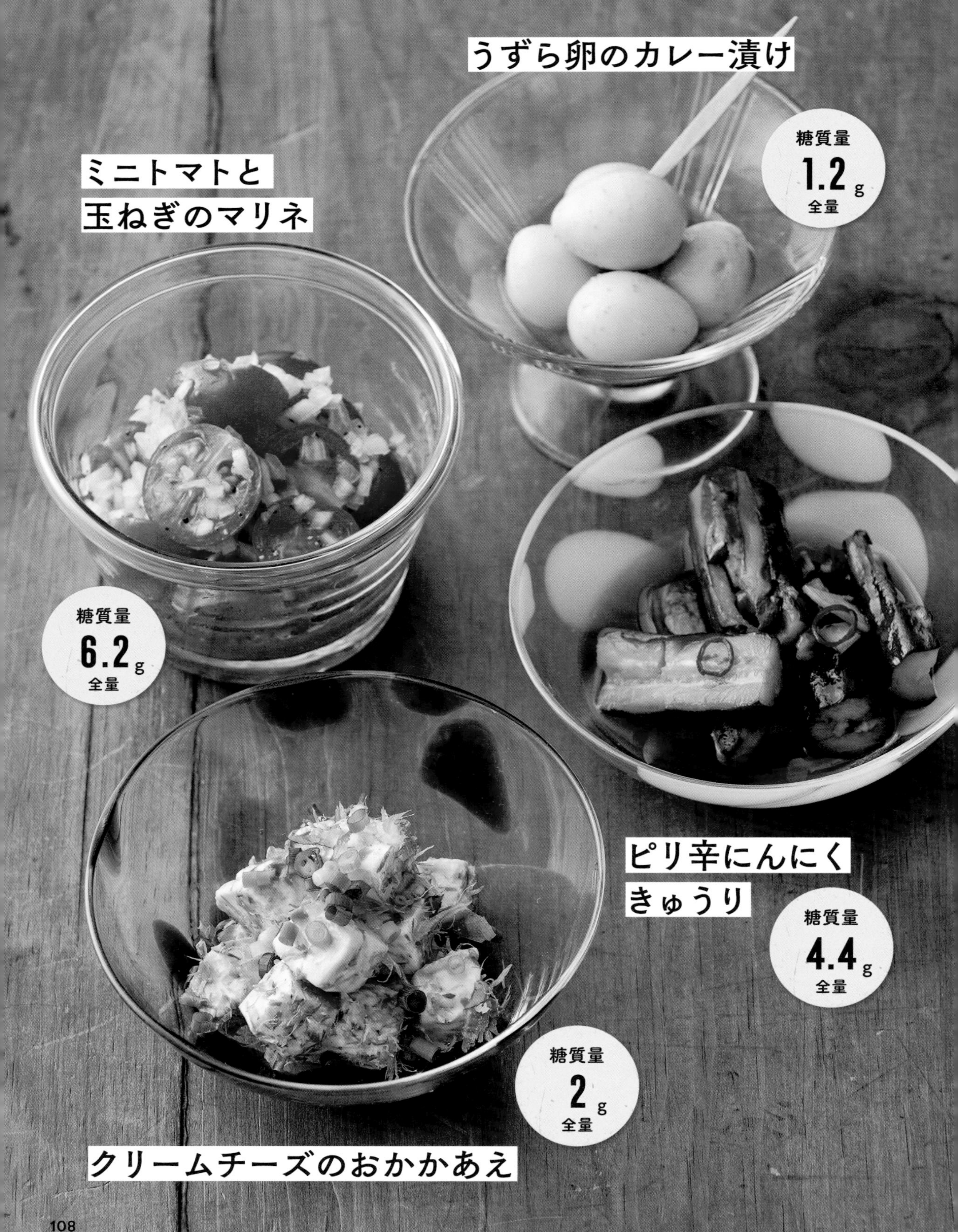

うずら卵のカレー漬け

糖質量
1.2 g
全量

ミニトマトと
玉ねぎのマリネ

糖質量
6.2 g
全量

ピリ辛にんにく
きゅうり

糖質量
4.4 g
全量

糖質量
2 g
全量

クリームチーズのおかかあえ

ミニトマトと玉ねぎのマリネ

4 min

（冷蔵庫で
冷やす時間を除く）

材料（作りやすい分量）

ミニトマト——7個
玉ねぎ——30g

A
酢——大さじ½
オリーブオイル——大さじ½
レモン汁——小さじ1
塩、こしょう——少々

作り方

1 ミニトマトは半分に切り、玉ねぎはみじん切りにする。

2 ポリ袋に1とAを加えてもみ込み、冷蔵庫で30分以上冷やす。

うずら卵のカレー漬け

4 min

（冷蔵庫で
冷やす時間を除く）

材料（作りやすい分量）

うずら卵の水煮——6個

A
酢——小さじ1
めんつゆ（3倍濃縮）——小さじ1
カレー粉——小さじ½

作り方

ポリ袋に水けをきったうずら卵の水煮、Aを入れて袋ごとよくもみ込み、冷蔵庫で30分以上冷やす。

クリームチーズのおかかあえ

4 min

材料（作りやすい分量）

クリームチーズ——50g
削り節——½袋

A
しょうゆ——小さじ2
ごま油——小さじ1

小ねぎ——5g

作り方

1 クリームチーズは1cm角に切り、削り節とAを混ぜたものをまぶす。小ねぎは小口切りにする。

2 器に1のクリームチーズを盛り、小ねぎを散らす。

ピリ辛にんにくきゅうり

4 min

（冷蔵庫で
冷やす時間を除く）

材料（作りやすい分量）

きゅうり——1本
にんにく——½片

A
酢——大さじ1
しょうゆ——大さじ1
ごま油——大さじ½
ラカントS——小さじ1

赤とうがらしの小口切り——少々

作り方

1 きゅうりはピーラーで縦に皮を4カ所むき、縦半分に切って麺棒でたたき、4等分の長さに切る。にんにくは薄切りにする。

2 ポリ袋に1とA、赤とうがらしを加えて袋ごともみ込み、冷蔵庫で30分以上冷やす。

ローカーボ Q AND A

もっと知りたいローカーボについて。さまざまな疑問にお答えします。

Q ローカーボで物足りないときは どうしたらいいですか?

A この本では1人分の肉の分量は100〜150g前後が基本（※運動量や性別、ライフスタイルにより調整してください）。たっぷり使っているので、こんなに食べていいの？と驚かれます。

ただし、主食の糖質は控えるのがルールなので、ご飯はしらたきやこんにゃく、カリフラワー、えのきだけなどを細かく切って加えるといいでしょう。キャベツや大根、もやしなどの低糖質の野菜もカサ増しにはよいです。肉や魚、卵などのたんぱく質は控えなくて大丈夫ですが、それでも物足りなければ野菜やスープなどの1品を加えてみましょう。

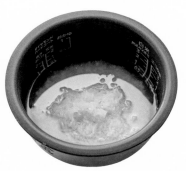

ご飯を炊くときにしらたきをプラス。

Q お酒は飲んでもいいのですか?

A 糖質制限中でもお酒の選び方に気をつければ、飲んでも大丈夫です。ウィスキー、焼酎、ブランデー、ウォッカやジンなどスピリッツ系の蒸留酒は糖質ゼロです。糖質の多いお酒は日本酒、ビールやカクテル、梅酒などの甘いお酒。最近は糖質ゼロのお酒も増えてきたので、適度に楽しんで無理なく糖質制限を続けましょう。

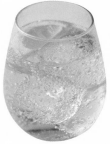

とりあえずビールではなくてハイボール！

Q 外食やテイクアウトのときは どうしたらいいですか?

A 定食だと基本的に主菜に副菜、汁物があり、バランスがよいのでおすすめです。主食だけ控えればOKです。テイクアウトなら幕の内弁当を。ラーメンだけ、おにぎりだけというような1品食べは避けてください。
飲み会なら居酒屋が意外にローカーボ。枝豆、野菜の小鉢、焼きとりや鍋など単品で注文できるのでダイエットしやすくなります。
あとは、食べる順番を考えて食べること。まずサラダなどの野菜→汁物→肉や魚などのメイン→最後に少量の主食にすると、血糖値の上昇がゆるやかになってローカーボダイエットには理想的です。

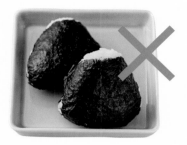

単品だけ食べるのは避けたい。

Q お菓子を食べてはいけませんか?

A 今はローカーボのチョコレートやお菓子、高たんぱくのスナック菓子など体に優しいおやつがコンビニやスーパーにたくさんあるので、こうしたものなら大丈夫です。
もし手作りするなら、甘味料を白砂糖から「ラカントS」に置き換えたり、意外に糖質の少ない生クリームやクリームチーズ、卵などを使ったりしたローカーボスイーツにしましょう。

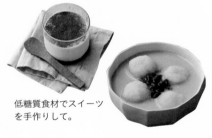

低糖質食材でスイーツを手作りして。

Q ローカーボに向かない人はいますか?

A ローカーボはたんぱく質を多くとるメニューが多いので、特に腎臓疾患のある方は負担がかかるため、避けてください。
ほかには血糖降下剤を飲んでいる方、インスリン注射をしている方、妊娠中の方など。
持病がある場合は必ず医師と相談してください。

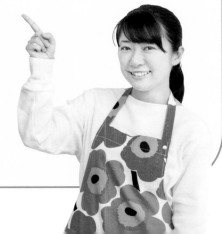

藤本なおよ（ふじもと　なおよ）

ローカーボ料理研究家／栄養医学指導師

幼少期から体が弱かったが、「ローカーボ（糖質制限）」という食事で体質改善をしたことをきっかけにローカーボに特化した料理研究家に転身。「人間の体と心は食べたものでできている」という事を一人でも多くの人に伝えたいとの思いで、企業や飲食店のレシピ開発、食や健康などに関するセミナー講師や執筆活動、プロモーションやイベント企画などを行い、約20,000名が来場した糖質オフ商品を集めた「ダイエットグルメフェス」の実行委員長としても活躍。2019年よりYouTubeチャンネル「なおよキッチン」にて動画での糖質オフレシピの配信を開始し、現在のチャンネル登録者数は16万人を超える。

1週間2000円　欲望解放やせレシピ

2021年 8 月25日　初版発行

著者／藤本なおよ

発行者／青柳昌行

発行／株式会社KADOKAWA
〒102-8177　東京都千代田区富士見2-13-3
電話 0570-002-301(ナビダイヤル)

印刷所／大日本印刷株式会社